# Kreative Homöopathie

## Gesund und bewusst durchs Leben

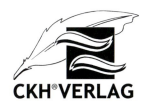

CKH®VERLAG

Die Deutsche Bibliothek - CIP-Einheitsaufnahme

Peppler, Antonie
**Kreative Homöopathie**
**Gesund und bewusst durchs Leben**
CKH® Verlag Großheubach, 1. Auflage 2013
ISBN 3-933219-17-5

CKH® Verlag,
Klingenweg 12, D-63920 Großheubach
Telefon:          0049 (0)9371 2059
Fax:              0049 (0)9371 67030
Internet:         www.ckh.de
Email:            info@ckh.de

Druck & Einband: Druckerei & Verlag Steinmeier
                 GmbH & Co. KG
                 Gewerbepark 6 ; 86738 Deiningen

# Vorwort

Beim (Neu-)Erscheinen eines Produktes, ganz gleich, ob es sich um etwas „Handfestes" oder lediglich um eine Idee oder auch nur um einen kreativen Gedanken handelt, gibt es in der Regel eine Art „Gebrauchsanweisung" dazu. Bei mir ist allerdings alles ein wenig anders. Wie ich bereits vor Jahren in meinem „Erstling", dem Band I meiner Materia medica, erwähnte, war ich von meinen Studenten mehr oder weniger zu einer Herausgabe „gedrängt" worden. Das war 1998.

Im Lauf der Zeit erschien dann zuerst eben jene zweibändige Materia medica „Die psychologische Bedeutung homöopathischer Arzneien", gefolgt von einer ausführlichen Übersetzung der Symptomsprache in „Die Bedeutung der Symptome und Krankheitsbilder" sowie mehreren Titeln über wichtige psychologische Themen, über Impfungen, die Bedeutung von Schwermetallbelastungen - aber auch über den Themenblock moderner Erkrankungen in „Der Weg zu Lebenslust."

So habe ich zwar im Grunde seit 1998 an den Formulierungen dieser „Gebrauchsanweisung" der Kreativen Homöopathie gearbeitet, fertiggestellt ist sie jedoch erst jetzt. Heute, nach 30 Jahren homöopathischer Tätigkeit und unzähligen abgehaltenen Seminaren und Vorträgen, fühle ich mich fit, sie endlich zu Papier zu bringen und herauszugeben.

Dabei danke ich aus tiefstem Herzen meinem nach einer Operation derzeit noch gelähmten Lebenspartner, der mir und der Kreativen Homöopathie große Unterstützung geboten hat. Nicht zuletzt durch die grundlegende Entwicklung der homöopathischen Software HOMÖOLOG, die als erste Software ihrer Art weltweit 1984 zur Verfügung stand und mir einen Grundstock homöopathischen Wissens bietet, aus der ich neben der intuitiven Information der geistigen Welt bis heute schöpfe.

Der gleiche Dank gilt all meinen Studenten, Seminaristen und allen Fragenden, die mich dazu veranlasst haben, dies alles heute ausdrücken zu wollen und zu können. Ein ganz besonderer Dank für meine Mitarbeiter, vor allem diejenigen, die sich als langjährige und treue Freunde erwiesen haben und die es ganz besonders in den letzten Jahren nicht immer leicht mit uns hatten.

Antonie Peppler,

Großheubach, Juli 2013

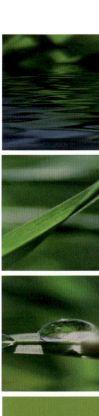

# Inhalt

Vorwort ............................................................................ 3

Inhalt ............................................................................... 4

Bewusstwerdung verstehen ................................................. 5

Gesundheit und Krankheit ................................................... 6

Jede Krankheit will einen Namen ....................................... 10

Die ersten Schritte als Patient ........................................... 12

In Symptom-Ebenen (mit)denken ....................................... 13

Aus der Sicht des Therapeuten ........................................... 15

Der Teufel liegt im Detail: Problemzone Individualität ...... 18

Homöopathie - eine Tradition am Anfang ihres Weges ....... 21

Die Herstellung homöopathischer Mittel ........................... 23

Was ist (so anders an der) Kreative(n) Homöopathie? ........ 25

Die „Sprache" der Arzneien ............................................... 26

Symptome verstehen ......................................................... 30

Es darf gezweifelt werden .................................................. 32

Raus auf die Bühne! .......................................................... 35

Bewertungen auflösen ....................................................... 37

Selbst-Bewusstsein, - Wert und -Achtung .......................... 39

Das Behandlungskonzept ................................................... 45

Die vielzitierte Erstverschlimmerung ................................. 50

Nicht nur das Außen ist „vernetzt" .................................... 53

Individualkomplex und Hochpotenz ................................... 56

Antworten und (Auf-)Lösungen .......................................... 61

Was ist ein Glaubenssatz? ................................................. 62

Die Generationenfolge ...................................................... 66

Tradition — wertfrei betrachten ......................................... 69

Hohe und tiefe Potenzen im Einklang: das Schüßler-Salz
Calcium fluoratum ............................................................ 72

Die hohe Kunst des Loslassens .......................................... 75

Kaffee, der Motivationsschub am Morgen? ......................... 77

Grundlagen der Homöopathie Wurzeln und Entwicklung . 81

Grundlagen der Homöopathie Was sind Miasmen? ........... 84

Miasmen und Systeme ....................................................... 90

Der „verlorene Zwilling" .................................................... 93

Aus der Praxis - Struma, Heuschnupfen und Asthma .......... 98

Aus der Praxis - Fiebrige Hals- und Ohrenentzündung ..... 102

Im Alltag - das intelligente, ein schwieriges Kind? ........... 105

Homöopathie und Kinesiologie ........................................ 108

Aus der Praxis - Migräne ................................................. 111

Aus der Praxis - In den Alltag .......................................... 114

Abbildungen / Bildnachweis ............................................ 116

# Bewusstwerdung verstehen

Begriffe wie „Bewusstsein", „Selbstverantwortung", „Motivation", aber auch „ganzheitliche Medizin" oder „Naturheilkunde" werden heute ganz selbstverständlich verwendet. Wer in Gesundheitsfragen etwas auf sich hält, kennt die wichtigsten naturheilkundlichen und energetischen Behandlungsmethoden, hat sich umfassend informiert und meist schon eine ganzheitliche Vorstellung des Themas „Krankheit".

Wir sind informiert, auf- und abgeklärt – kurz: Wir sind moderne Menschen. Das Zeitgeist-Thema „Individualisierung" ist weit, wenn auch manchmal noch nicht so weit wie wünschenswert, fortgeschritten. Zum Thema Eigenverantwortung haben wir viel gelernt, zumindest gehört, manchmal verstanden und, im besten Falle, im Detail bereits umgesetzt. Viele alte, hemmende Verhaltensmuster und Glaubenssätze sind ganz oder teilweise abgelegt, manchmal jedoch – im schlimmsten Fall – durch neue ersetzt. Denn nun müssen wir beispielsweise nicht mehr funktionieren – nein, wir sind es gewohnt, funktionieren zu wollen. Wir haben die Fallstricke unserer archaischen Wurzeln zwar noch nicht vollständig durchschaut, stolpern aber inzwischen mutig durch die Informationsgesellschaft. „Alles kann – nichts muss" steht in den Jahrbüchern unserer Abgangsklassen und als Sinnspruch über der Designercouch.

Wohl wissend. Aber auch immer wohl-tuend? Das Thema Gesundheit ist nicht nur Gegenstand von Ärztestammtischen, sondern schon lange in der Mitte der Gesellschaft angekommen. Demographische Entwicklung, Gesundheitsreform, Pflegenotstand immer häufiger tauchen Begriffe und Fakten auf, die jedem Einzelnen vor Augen führen: Die Verantwortung für die eigene Gesundheit zu übernehmen ist lohnenswert und notwendig.

Eine kreativ-homöopathische Therapie verbindet die geniale Arbeit Hahnemanns mit inzwischen Jahrtausende alten Erkenntnissen aus der Symptom- und Symbolsprache sowie unterstützenden Aspekten tiefenpsychologischer Methoden und erweitert so die in einer klassischen homöopathischen Behandlung vorhandenen Möglichkeiten.

Ziel ist es, Menschen darin zu unterstützen, ihrer inneren Stimme, ihrem individuellen Lebensplan zu folgen und somit eben die Verantwortung für die eigene Gesundheit zu übernehmen. Der Weg, den unsere Behandlungsmethodik aufzeigt, ermutigt den Patienten, von seiner Anpassung loszulassen und seine Individualität zu entwickeln. Dadurch ist es möglich, jene Bewusstwerdungsprozesse zu durchlaufen, die ein erfülltes Leben in Zufriedenheit und Gelassenheit ermöglichen.

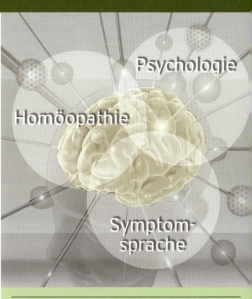

Bei der Arbeit an diesem Buch stand ich vor der Aufgabe, sowohl einen Rat- und Hinweisgeber für Patienten als auch einen Leitfaden für Therapeuten zu verfassen. „Ganz nebenher" sollten dabei auch noch die Grundzüge der Kreativen Homöopathie verständlich und nachvollziehbar erläutert werden. Dieses Buch ist so auch ein Versuch, beidem gerecht zu werden. Um das Verständnis zu erleichtern, wechseln wir gelegentlich die Perspektiven und betrachten Vorgänge aus den unterschiedlichen Sichten von Therapeut und Patient. Sollten Sie einmal nicht mehr genau wissen, was oder wo Sie gerade sind - halten Sie einfach inne.

Christian Friedrich **Samuel Hahnemann**, geboren am 10. April 1755 im sächsischen Meißen; verstorben am 2. Juli 1843 in Paris, war Arzt, Autor, Übersetzer und **Begründer der Homöopathie.**

**Antike**

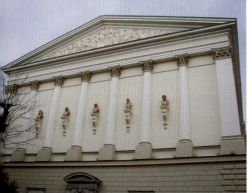

Die Begriffe „Gesundheit" und „Krankheit" sind seit jeher eng mit der Entwicklung der menschlichen Gesellschaft verbunden. Betrachten wir die Epochen von der Antike bis in die Neuzeit, wird sichtbar, wie stark das Verständnis von Gesundheit und Krankheit ideologisch und gesellschaftlich geprägt ist. Der Begriff der Gesundheit, wie wir ihn heute verstehen, stammt aus der griechischen Antike. Er geht zurück auf die Ärzte Hippokrates (um 460 - 390 v. Chr.) und Galenos (um 129 - 216 n. Chr.).

Gesundheit bedeutete für sie, als Einheit von Körper, Seele und Geist im Einklang mit der Natur zu leben, wobei die seelische Gesundheit einen hohen Stellenwert hatte.

Wenn wir heute einen Blick auf die so genannten psychosomatischen Erkrankungen und ihre Ursachen werfen, erkennen wir, wie Recht die beiden alten Herren damit hatten. Gerade Galenos ist es außerdem zu verdanken, dass er zwei einander im Widerstreit liegende medizinische Sichtweisen vereinte und damit im Grunde genommen das erste Mal so etwas wie ein Zusammenwirken zwischen Symptomsprache und Anatomie geschaffen hatte,

**Mittelalter**

Dem gegenüber war der Gesundheitsbegriff im christlichen Mittelalter von funktionalen Aspekten geprägt. Im Mittelpunkt standen die Wohlgeformtheit und eine hohe Funktionsfähigkeit des Körpers. Es galt, das Leben als Durchgangsstation zur himmlischen Erlösung mit möglichst hoher Leistung und Gottgefälligkeit zu absolvieren. Gesundheit wurde nicht als „herstellbar" angesehen, sondern als göttliche Fügung. Krankheit galt als göttliche Strafe bzw. wurde auch von der Kirche als Mittel zur Läuterung betrachtet.

Und manchmal begegnet uns diese Sichtweise heute noch: Der Griff zum falschen Lebensmittel wird mit überflüssigen Kilos „bestraft", eine vernünftige, selbstverständlich asketische Lebensweise gilt als Non-plus-Ultra der Lebensführung. Belobigungen und Belohnungen inklusive. Auch wenn das Ganze insgesamt vielleicht etwas lustfeindlich ist - so können wir uns ja den dazugehörigen Ausgleich in stimmungsvollen Selbstfindungsseminaren wiederum zurück erarbeiten. Womit wir dann zumindest einmal geläutert wären.

**Aufklärung**

In der Epoche der Aufklärung wurde Gesundheit zur staatsbürgerlichen Aufgabe. Der Fortschritt der Naturwissenschaften führte zur Berücksichtigung von Aspekten wie die Bevölkerungsentwicklung und Umweltfaktoren. Im Gegensatz zum gottesgläubigen Ansatz des Mittelalters wurde Gesundheit nun als ein Zustand betrachtet, den man einerseits durch Verhaltensänderungen, andererseits durch autoritäre Maßnahmen beeinflussen konnte. Gesundheit war Ausdruck des „guten, entschlossenen Menschen".

Im 19. und 20. Jahrhundert setzte sich diese Tendenz durch, die bereits in der Aufklärung begonnen hatte. Gesundheit wurde nun ausschließlich auf den Funktionszusammenhang, auf die Mechanismen von Lebensvorgängen reduziert. Gesundheit als Funktionsfähigkeit galt als in höchstem Maße abhängig von äußeren Einflüssen und Faktoren wie Luft, Wasser, Kleidung, Bildung, Hygiene, Erziehung, Ordnung und dem Wissen um die Zusammenhänge der Körperfunktionen. Krankheit galt als die Folge schädlicher Einflüsse von außen.

Im Gegensatz hierzu stand der Gesundheitsbegriff von Lebensreformern wie Sebastian Kneipp, Eduard Baltzer und Maximilian Oskar Bircher-Benner. Auf Basis der Erkenntnisse von Christoph Wilhelm Hufeland (1762-1836) entwickelten sie alternative, naturnahe Heilverfahren für Zivilisationskrankheiten. Sie gingen davon aus, dass in jedem Menschen eine Lebenskraft wirkt, die in der Krankheit geschwächt ist und durch geeignete Maßnahmen gestärkt werden kann.

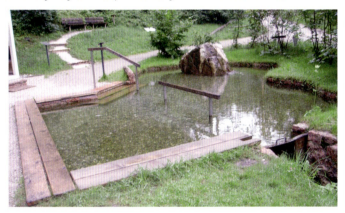

Gesundheit in ihrem Sinne ist die Integration in die Umwelt und das Verspüren jener organischen Lebenskraft, die den Menschen mit der ihn umgebenden Natur verbindet. Im Zuge der Entwicklung des reformistischen Gesundheitsgedankens rückten Selbsterfahrung, Anschauung und Intuition mehr und mehr in den Mittelpunkt.

Nach dem Zweiten Weltkrieg wurde Gesundheit lange Zeit als das Freisein von Krankheiten verstanden. Dabei wurde Gesundheit bereits 1946 in der Verfassung der Weltgesundheitsorganisation (WHO) definiert als „Zustand vollständigen körperlichen, geistigen und sozialen Wohlbefindens und nicht nur die bloße Abwesenheit von Krankheit oder Gebrechen.". Gesundheit wurde damit nicht nur als körperlicher, sondern auch als sozialer Aspekt erkannt. Dieser erweiterte Gesundheitsbegriff führte jedoch auch dazu, dass Krankheiten vielfach in Ordnungsschemata gepresst wurden. Zu ihrer Behandlung wurden wahlweise Medikamente, Impfstoffe oder soziale Programme entwickelt und empfohlen. Vor dem Hintergrund gesellschaftlicher und ökonomischer Wandlungsprozesse gerät die rein biomedizinische Sicht mehr und mehr in die Kritik.

Der israelisch-amerikanische Medizin-soziologe Aaron Antonovsky (1923-1994) entwickelte in den 70er Jahren den Begriff der Salutogenese.

In diesem Modell wird Gesundheit als Prozess verstanden, dessen Grundlage das so genannte „Kohärenzgefühl" ist:

„Das Kohärenzgefühl ist eine globale Orientierung, die ausdrückt, in welchem Ausmaß man ein durchdringendes, dynamisches Gefühl des Vertrauens hat, dass die Stimuli, die sich im Verlauf des Lebens aus der inneren und äußeren Umgebung ergeben, strukturiert, vorhersehbar und erklärbar sind; einem die Ressourcen zur Verfügung stehen, um den Anforderungen, die diese Stimuli stellen, zu begegnen; diese Anforderungen Herausforderungen sind, die die Anstrengung und Engagement lohnen."

Unkompliziert ausgedrückt:

# Gesundheit ist, was sich so anfühlt.

Heutzutage stehen mehr denn je die inneren Zusammenhänge des Gesundheitsprozesses und deren Beeinflussung durch den Menschen im Mittelpunkt des Gesundheitsbegriffes. In die Themen Gesundheitserhaltung und Gesundheitsförderung ist die Frage nach der Eigenverantwortung des Einzelnen eingeflossen. Das Bestreben von Ärzten, Soziologen und Angehörigen anderer medizinischer Berufe besteht nicht mehr ausschließlich darin, den für die Gesundheit zuständigen „Reparaturbetrieb" aufrechtzuerhalten. Vielmehr wird auch die Notwendigkeit zur Mitwirkung des Einzelnen erkannt und gefordert. Jedoch beschränkt sich der Begriff der Eigenverantwortung häufig darauf, dass lediglich Einfluss auf scheinbar äußere Faktoren genommen werden könne.

In den letzten Jahrzehnten hat ein rapider Wandel bezüglich der Bedeutung des Krankheitsbegriffes stattgefunden. Während die in den letzten Jahrhunderten dominierenden Infektionskrankheiten im Wesentlichen abgenommen haben, überwiegen heute so genannte chronische Krankheiten bzw. Zivilisationskrankheiten wie Allergien, Herz- und Lungenkrankheiten, Stoffwechselstörungen, Krankheiten des Nerven- und Muskelsystems bzw. des Magen-Darmsystems.

Eine explosionsartig ansteigende Bedeutung kommt heute den psychischen und psychosomatischen Störungen sowie den Suchtkrankheiten zu. Allen diesen Krankheitsarten ist gemeinsam, dass sie sich nicht, wie z.B. die Infektionskrankheiten, auf einen eindeutigen Zusammenhang zwischen Ursache und Wirkung zurückführen lassen. Hinzu kommt ein ganzer Strauß von Syndromen. Bei allem Respekt sollte man eines nicht vergessen: ein „Syndrom" ist nichts weiter als eine Sammlung von Symptomen, die man, oft tatsächlich im Schweiße einer ehrlichen wissenschaftlichen Absicht, zu systematisieren versuchte. Der Dank dafür ist etwas, das mit „Morbus ..." beginnt oder mit ...-Syndrom endet. So verwundert es auch nicht, dass die diagnostischen Verfahren für solche Symptombilder wie die Ziehung der Lottozahlen anmuten.

Wenn z.B. ein bestimmtes Krankheits- oder besser Symptombild nach dem ICD-10, dem weltweit wichtigsten und anerkanntesten Diagnoseklassifizierungssystem der Medizin, überhaupt nicht existiert – und demzufolge nach Meinung der Gesundheitsbehörden nicht der Behandlung wert ist, die Psychologen jedoch mit ihrem eigenen System, dem so genannten DSM-IV durchaus ganze Kolonien und Eigenwelten schaffen, dann unterscheidet nichts den modernen Mediziner vom Bader und Landarzt vergangener Jahrhunderte: Noch immer sind wir Schubladen gewohnt. Fehlen diese, sind wir verunsichert.

Zweifellos gilt es als gesichert, dass ein Zusammenhang zwischen psychischen Störungen, körperlichen Beeinträchtigungen und den gesellschaftlichen Lebensbedingungen besteht.

Aus diesen psychosozialen Spannungen entstehen Belastungen, die die Menschen häufig nur unzureichend bewältigen können. Internationale Studien zum Burnout-Syndrom belegen dies. Das Aufbrechen traditioneller Strukturen, der Anstieg von Beziehungskonflikten, häufige Wechsel in den Arbeits- und Lebensbedingungen, Umweltgefährdung und Werteverlust gelten als mögliche Stressauslöser, die bis hin zum Tod durch Krankheit oder in den aktiven Selbstmord führen können. Diese Entwicklungen werden vor allem von Soziologen auf den so genannten Individualisierungsprozess in einer Risikogesellschaft zurückgeführt. Diese Sichtweise ist manchmal etwas einseitig, denn der Mensch wird hier als Wesen dargestellt, das einem nur von außen angestoßenen Veränderungsprozess ausgesetzt ist. So als wären wir im Grunde nur „Opfer der Umstände". Und letztlich wissen wir doch alle, auch wenn es unfreundlich klingt, dass wir auch immer Täter dieser Umstände sind.

Trotz immer neuer Erkenntnisse zu diesen Wechselwirkungen betrachten, sehen und erleben viele Menschen die Medizin auch heute noch meist als reines Serviceunternehmen. Von Medizinern wie auch von Patienten wird Krankheit oft als eine Art „Betriebsstörung des Organismus" betrachtet, die es möglichst rasch zu beheben gilt. Das „Funktionieren-Müssen" oder „Funktionieren-Wollen" hat Priorität. Der Mensch ist aber nun einmal kein seelenloses „Perpetuum mobile".

Fast die gesamte wissenschaftliche Arbeit auf dem Gebiet der Medizin basiert auf einem Weltbild, in dem wir – willkürlich oder hilflos – zufälligen Beeinflussungen von außen ausgesetzt sind. Das „Schöne" an diesem Weltbild ist, dass es uns ermöglicht, die Ursachen einer Erkrankung allein im Außen zu suchen und zu finden.

Jene aber, die sich tiefergehende Gedanken über die Entstehung von Krankheit machen, werden zwangsläufig zu anderen Erkenntnissen kommen und hinterfragen, ob Krankheit nicht vielleicht doch viel mehr ist als ein zufälliger Prozess. In unserem Sprachgebrauch ist Zufall etwas, was außerhalb irgendeines vorgegebenen Zusammenhanges steht und nicht vorherbestimmt werden kann; etwas kommt plötzlich und scheinbar von außen auf einen Menschen zu.

Betrachten wir jedoch den „Zufall" - gleich ob wir ihn positiv oder negativ empfinden - als verdrängten inneren Prozess, so erkennen wir, dass tatsächlich erst dann etwas „zufällt", wenn es vorab als innere Störung in Erscheinung trat, ignoriert und in der Folge nach außen transportiert wurde.

## Psychosoziale Spannungen

**Viele Menschen erleben die Lebens- und Arbeitsbedingungen in den hochentwickelten Industriegesellschaften als Überforderung.**

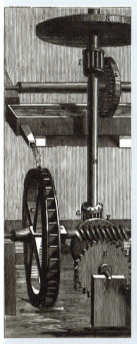
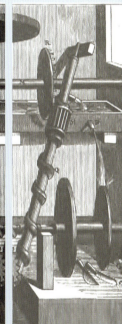

Fachbücher, Onlineportale und Medikamentenlisten zeigen, woran wir so erkranken könnten und wogegen die Medizin Mittel gefunden hat. Vergleicht man diese Bandbreiten an möglichen Diagnosen für krankhafte Zustände mit den Erfahrungen der historischen Landärzte, so gewinnt man den Eindruck, die Leute sind entweder viel kränker geworden oder die Medizin habe einen Quantensprung in Diagnostik und Behandlungsmöglichkeiten erzielt oder die Zahl der „verfügbaren" Krankheiten habe sich immens erhöht.

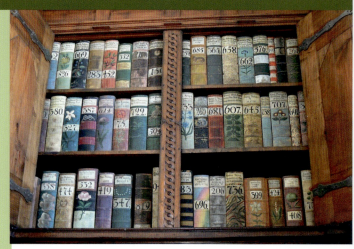

Die 11jährige Lisa ist der Sargnagel ihrer jungen Mutter.

Das aufgeweckte, vor Ideen sprühende, immer nah an der Katastrophe entlang schrammende Kind ist gelegentlich sehr unkonzentriert und gerät von Woche zu Woche mehr in die Kritik seines Umfeldes.

Lisas Mutter sieht sich vom „Erziehungsauftrag", den eigenen Ansprüchen und den vermeintlichen Anforderungen Dritter systematisch so überfordert, dass die Diagnose ADHS letztlich so etwas wie eine Erlösung darstellt.

Unbestritten: Die moderne Diagnostik kann heute nahezu jede Krankheit aufspüren und benennen. So finden sich auch für die im Volksmund als Grippe bezeichnete Erkältung so gewaltig klingende lateinische Bezeichnungen wie Sinusitis, Laryngitis oder Tonsillitis. Spätestens jetzt ist es amtlich: Man ist wirklich krank und der schuldige Umstand ist schnell gefunden: Man habe sich „angesteckt", das „schwache Immunsystem" wurde konfrontiert mit einem niesenden Gegenüber oder Wind und Wetter hätten „ihr Bestes gegeben" und Viren oder Bakterien Tür und Tor geöffnet. Die Abwehr funktioniere nicht mehr und nun müsse Abhilfe von außen geschaffen werden.

Es wird der Eindruck erweckt, als schaffe eine präzise Bezeichnung Sicherheit und Erklärung, als ob diese eine „Verantwortlichkeit im Außen" definieren könne. Es hat sich der Glaube manifestiert, dass der wichtigste Schritt zur Behandlung einer Krankheit deren exakte Benennung sei. Ist die passende „Schublade" geöffnet, findet der zuständige Facharzt dort früher oder später auch die Absolution und vielleicht auch das ideale Medikament oder die Abhilfe schaffende Therapie.

Auffällig ist dabei, dass in der Wahrnehmung der Umgebung Erkrankungen mit unspezifischen Symptomen allgemein viel weniger „ernst" genommen werden und das Bedürfnis nach präziser Benennung erheblich ist. Menschen mit unspezifischen, scheinbar nicht zusammenhängenden Symptomen geraten deshalb schnell in den „Verdacht der Psychosomatik".

Obwohl Schulmediziner durchaus in der Lage sind, einfach nichts zu verschreiben und den Erkrankten z.B. mit der Empfehlung „Gewöhnen Sie sich eine LmaA-Stimmung an!" nach Hause zu schicken, gilt diese „Nichtverschreibung" in der Umgebung und auch beim Kranken selbst als Zeichen eines „Nicht-Krankseins" und damit – und das ist die eigentliche Schwierigkeit – als Zeichen eines „Nicht-ernst-genommen-Werdens."

Dieser an sich kluge Anschub zur Selbstregenerierung wird vom Erkrankten wie auch von seiner Umgebung oft als Missachtung wahrgenommen. Ein Patient, dem der Arzt nichts verschreibt, ist eben auch nicht krank. Viele Schulmediziner arbeiten deshalb nicht selten bei unspezifischen Symptomen mit einer Art „Legitimationsmedizin".

Sehr beliebt war in der Vergangenheit die „Medikamentierung mit Vitaminen". Der „gute Arzt" verschreibt und der „gute Patient" nimmt etwas gegen die Krankheit. Ähnlich gelagert sind Werbebotschaften, die verkünden, was man sich so alles „selbst verschreiben" kann: Keine Kur vielleicht, aber immerhin eine Vitaminkur – zur Legitimation, um nichts wirklich verändern zu müssen. Was ist also mit uns los? Sind wir tatsächlich kränker, anfälliger und weniger „robust", lauern tatsächlich Myriaden neuer Gefahren in unserer sich entwickelnden Umwelt oder verbergen wir etwas ganz anderes dahinter? Viele Patienten tauschen im Wartezimmer oder am Stammtisch Diagnosen aus. Sachkundig diskutiert man über HDL und LDL, BSG und BMI-Werte. Neu hinzugekommen ist die Verzweiflung des Patienten, wenn dem Mediziner kein passender Name für die Krankheit einfällt.

Häufig finden sich auch die Schubladen mit den chronischen Erkrankungen, die dann zwar eindeutig benannt, jedoch noch immer nicht wirklich behandelbar sind. Der Dauerpatient ist also aus den Zeiten des Landarztes in die der modernen Inneren Medizin hinübergewechselt. Der klassische Landarzt hatte nur wenige, dafür aber riesige Schubladen. Sie erlaubten ihm gerade eine Einteilung in Infektionen, Erkrankungen innerer Organe, psychische Beschwerden und Probleme im Bewegungsapparat. Dieses Raster war sehr grob und konnte stets lediglich eine erste Orientierung geben.

Die Feinarbeit leistete der Arzt dagegen mit den individuellen Symptomen, deren Milderung oder gar Beseitigung er anstrebte. Damit erreichte er auch die Erwartungshaltung seiner Patienten. Schließlich waren diese nicht zu ihm gekommen, damit eine Verschiebung des Sinusknotens bewirkt wurde, sondern um z.B. eine Kurzatmigkeit beim Treppensteigen etwas zu mildern. Sie wollten auch keine wissenschaftliche Diagnose, deren Übersetzung kaum noch möglich ist, sondern eine grobe Beschreibung, was bei ihnen aus dem Gleichgewicht geraten ist. Und sie wollten, dass der Arzt jenes Gleichgewicht wieder herstelle.

Denken wir einfach an den Satz: „Ich war schon beim Arzt, aber der „findet nichts". Was ist unser erster Impuls, wenn wir so etwas hören?

Wir fangen an, andere mit guten Ratschlägen zu überhäufen. So werden Facharzt-Listen weitergereicht, Klinikbewertungen studiert und schon mal diverse Reha-Möglichkeiten abgecheckt.

Da wird sich doch wohl irgendwo eine ernstzunehmende benannte Krankheit verbergen. Vielleicht etwas Chronisches oder mindestens ein Syndrom.

Sehr beliebt ist in diesem Zusammenhang das Burnout-Syndrom. Dass wir uns jetzt bitte richtig verstehen: Burnout und Chronische Erschöpfung sind ernstzunehmende Erkrankungen. Ihre Symptome, eine anhaltende Lebensqualität vernichtende Ermüdung und Erschöpfung, die tiefgreifende Deprivation, sind immer ernst zu nehmen, gleichgültig ob wir ihnen einen speziellen Namen geben oder nicht.

Wir benötigen die schönbenannte Legitimation für unsere Symptome nicht, um etwas für uns(-ere Gesundheit) zu tun. Wir dürfen das auch – einfach so.

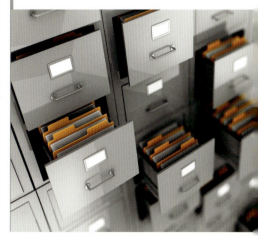

In unserem Alltagssprachgebrauch erklären wir Krankheiten als „Betriebsstörungen" oder tragische, von äußeren Umständen initiierte Zufälle. Uns selbst sehen wir als Opfer von Krankheiten. „Ich glaube, ich bekomme eine Grippe." Diese Aussage bedeutet: Der Mensch ist krank, und die Umgebung hat sich entsprechend rücksichtsvoll zu verhalten – was sie in den meisten Fällen auch tatsächlich tut.

Mit Sorgen erfülltem Gesicht wird dem armen Kranken das Taschentuch gereicht; auf jeden "Nieser" folgt ein vielstimmiges „Gesundheit" – eine Sitte, die ursprünglich aus Zeiten der Pest stammt und heute aus den Werken der guten Sitten gestrichen wurde. So viel Zuwendung wegen ein bisschen Schnupfen. Das tut gut. Und mit Inbrunst antworten wir auf die Frage, warum wir denn so fürchterlich aussähen, mit leiser, leidgeprägter und dennoch heldenhafter, möglichst krächzender Stimme „Ich habe eine Grippe" – wie schön: Ich muss heute nicht „funktionieren". Aber nicht alle unsere Symptome zeigen ihr wahres Gesicht so offensichtlich. Oft bedarf es der helfenden Hand eines Therapeuten.

Grundlage der Behandlung in der Kreativen Homöopathie ist ein umfangreicher Fragebogen. Er enthält sowohl Fragen nach den akuten Symptomen und Erkrankungen als auch nach chronischen Themen; auch Gemütszustände, Verhaltensmuster und mögliche Behandlungsblockaden werden in diesem Bogen abgefragt.

Manchmal neigen wir Menschen dazu, mit Kanonen auf Spatzen zu schießen und bemerken auch über Jahre nicht, dass wir doch nur auf „uns selbst zielen". Dennoch sollten all jene, die der Schulmedizin zugeneigt waren – und dies vielleicht auch noch sind – sich weder in Schuldzuweisungen an sich selbst ergehen, noch wollen wir solche Behandlungen „stigmatisieren". In schulmedizinischen Medikamenten sehen wir vor allem eine harte, stoffliche Attacke gegen einen „Feind", den wir letztlich selbst kreiert haben und gegen den man doch mit Sicherheit auch eleganter vorgehen kann.

Solche Behandlungsblockaden können z.B. Impfungen, Narkosen, latente Allergien, Schwermetall- und Umweltbelastungen, aber auch schulmedizinische Medikamente sein, insbesondere dann, wenn sie hoch- bzw. langanhaltend dosiert wurden. Der Therapeut wertet nun den homöopathischen Fragebogen aus, welcher meist vorab zugesandt wird. Diese Auswertung erfolgt im Rahmen einer so genannten Repertorisation, einer homöopathischen Mittelfindung.

In der Kreativen Homöopathie endet die Analyse jedoch nicht an dieser Stelle – denn genau genommen beginnt sie hier erst. Auf der Basis der so gewonnenen Erkenntnisse werden die psychosomatisch und / oder körperlich belastend wirkenden Verhaltensmuster, tiefenpsychologische Muster und Glaubenssätze, latente Allergiethemen, Impf- und Umweltbelastungen sowie z.B. vererbte Belastungsthemen identifiziert.

# In Symptom-Ebenen (mit)denken

Um die Bedeutung dieser „Belastungsthemen" zu verstehen, sollte man die drei Betrachtungsebenen innerhalb des Erklärungsmodells kennen.

Da haben wir zum einen die akute Ebene. Hier finden wir alles, was uns jetzt belastet. Direkte Symptome wie Schnupfen, Husten, der „dicke Hals" der Angina, die Sprachlosigkeit der Laryngitis, aber auch Unfälle und Verletzungen oder einfach Emotionen wie Wut, Zorn - all das sind akute Symptome. Sie sind ein unmittelbarer Ausdruck, eine Antwort auf aktuelle Situationen, in denen wir uns befinden.

## Akutes Geschehen

Die zweite, darunter liegende Ebene enthält die chronischen Geschehnisse, alles was sich sozusagen durch häufige Wiederholungen „festgesetzt" hat. Unser Alltag ist heute von Kompromissen geprägt. Einige davon sind freiwillig, andere schlicht vernünftig und sie einzugehen zeugt manchmal einfach nur von gelebter Sozialkompetenz.

## Chronische Effekte

Tun wir dies letzten Endes in zunehmendem Maße unwillig und verweigern wir z.B. die Durchsetzung unserer eigenen Ansprüche, so lösen wir das jeweilige Thema nicht auf, sondern verdrängen einfach nur. Manchmal ist diese Verdrängung (überlebens-)wichtig, ein Kontrollmechanismus, um nicht zu viele emotionale Themen auf einmal abarbeiten zu müssen. Verdrängen, sich einen Zustand zurechtzurücken und schönzureden scheint schließlich um einiges einfacher als die konsequente kriegerische Auseinandersetzung mit dem eigenen Wollen. Problematisch wird es, wenn wir unsere „Leichen im Keller" vergessen.

Denn die Auflösung eines chronischen Themas bedeutet nicht nur, dass wir uns „durchsetzen", Willensstärke zeigen etc., sondern vielmehr, dass wir uns auch die Frage stellen, warum uns ein Betrachtungsaspekt als so störend oder so wichtig erscheint, warum wir ein bestimmtes Verhaltensmuster gewählt haben und was wir, im positiven Sinne, daraus lernen wollen. Warum haben wir uns unter Umständen angepasst und wollten wir das vielleicht sogar? Und wieviel von diesem „man muss aber doch" dafür oder dagegen sein, weich sein oder cool, nachgeben dürfen oder sich durchsetzen müssen, wieviel davon hat denn wirklich mit uns selbst zu tun und wieviel davon entspricht den Erwartungen anderer?

Warum haben wir
ein bestimmtes
**Verhaltensmuster** gewählt
und was wollen wir
daraus lernen?

Latente Kommunikations- und Beziehungskrisen haben eine hohe Affinität zur Auslösung chronischer Prozesse. Aus diesem Blickwinkel erschließt sich aus einem ständigen Kopf- oder Magenschmerz und so manche der als Abwehrreaktion zu betrachtenden Hauterkrankungen ein ganz anderes Verständnis.

Gerade unser Alltags- und Liebesleben bietet einen unglaublichen Spielraum für solche Kompromisse: Sie wollte doch eigentlich studieren, er doch eigentlich ins Ausland, beide wollten doch eigentlich kein Kind, kein Haus, nicht in der Familienfalle landen. Sie wollte dem Chef doch eigentlich die Meinung sagen und der aufdringlichen Kollegin, aber es ist irgendwie nie „der Moment". Er hasst Krawatten und blaue Anzüge, aber Dresscode und Ehefrau sind doch so begeistert. Im Grunde genommen sind das Oberflächlichkeiten, unwichtig - eigentlich.

## Prägungen

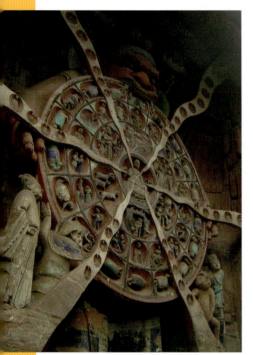

Die dritte, tieferliegende Ebene schließlich enthält die Vorprägungen aus der Tradition, der Epi-Genetik, dem „Karma".

Gerade das Thema der Vererbung von Erfahrungen wurde in den letzten, man könnte schon sagen Jahrtausenden immer wieder konträr diskutiert - und konträr therapiert. Humangenetiker der Tufts University haben 2009 erstmals experimentell nachgewiesen, dass Erfahrungen oder blockierende genetische Prägungen nicht nur vererbt, sonders dass diese vielmehr auch therapeutisch korrigiert und diese korrigierten, verbesserten Erfahrungen bzw. Fähigkeiten wiederum weitervererbt werden können, obwohl die „genetische" Blockade weiterhin scheinbar vorliegt.

An diesem nun neuen Stand der Epigenetiker erkennen wir, wie wenig wir in Wahrheit über diese Mechanismen wissen, und wir erhalten eine Ahnung davon, dass gerade dieser Ebene, auf der in der Kreativen Homöopathie die so genannten Glaubenssätze ihren Ursprung haben, eine immense Bedeutung zukommt.

An den Glaubens- und Ansichtsfragen rund um das Thema Seele, Karma, am verlorenen Zwilling und anderen göttlichen Funken scheiden sich ja auch sonst gern die Geister. Pränatale Prägungen, das (zu) laute oder leise Geräusch ringsum, der mütterliche Stress - das lassen wir als Einflussfaktoren ja noch gelten. Karma jedoch ist den meisten Menschen dennoch „zu weit hergeholt". Dem rationalen Atheisten ist jede Art Glaube zuviel, dem Gläubigen das Göttliche vielleicht mehr Wunsch als alles andere. Der Agnostiker steht gelassen dazwischen mit seinem „Glauben an die Möglichkeiten".

Fakt aber ist: Dass wir etwas nicht nachweisen können, bedeutet nicht, dass es nicht existiert, sondern lediglich, dass wir es nicht (sehen) können. Aber augenscheinlich lichtet sich der Nebel: denn letztlich ist der epigenetische Nachweis der Vererbbarkeit von Erfahrungen bzw. daraus resultierender Verhaltensmuster ein ziemlich guter Beweis für die Existenz von etwas, was man auch als Karma bezeichnen könnte.

Die Homöopathie ist längst im 21. Jahrhundert angekommen und ihre Heilerfolge sind trotz wissenschaftlicher Unfassbarkeit anerkannt dokumentiert. Allerdings haben sich in der Homöopathie diverse z.B. sprachliche „Absonderlichkeiten" erhalten. Wir sind, liebe Kolleginnen und Kollegen, manchmal etwas wunderlich. Schulmediziner bezeichnen wir z.B. gelegentlich als „Allopathen". Für einen modernen Menschen liest sich das wie noch schlimmeres Fachchinesisch. Entstanden ist diese Sprache tatsächlich aus einem Abgrenzungswunsch heraus. Dass sie sich teilweise so hartnäckig gehalten hat, mag ein ganz klein wenig an unserem Trotz liegen. Homöopathie ist etwas Besonderes und das soll man doch bitteschön auch sehen – respektive lesen. Das ist schön und gut, steht aber unserer „Alltagsverständlichkeit" ein wenig im Weg.

Der wohl bekannteste und zugleich auch den meisten Laien unverständlichste Begriff ist der der „Repertorisation". Häufig wird dieser Begriff in Patientenkreisen ausschließlich mit seinem immer noch in der Klassischen Homöopathie sehr verbreiteten Ziel, dem Finden des passenden (Einzel)-Mittels verbunden. Eine Sicht, die dem Wesen der Repertorisation jedoch nicht annähernd gerecht wird.

Im Grunde ist eine Repertorisation auch in der Kreativen Homöopathie zuerst nichts weiter als die Auswertung einer Auswertung in Form einer Matrix. Also etwas für „Bilanzleser". So ähnlich wie Bankbetriebswirte, Steuerberater und manchmal auch Steuerprüfer aus unseren betriebswirtschaftlichen Zahlen etwas Spezielles herauslesen – oder herauszulesen glauben und im Grunde auch ähnlich der qualifizierten, nicht nur oberflächlichen Auswertung eines Horoskopes. Wobei wir an dieser Stelle nicht behaupten wollen dass Bilanzen und Horoskope irgend etwas gemein hätten – außer vielleicht gewisse Unwägbarkeiten.

In der Kreativen Homöopathie lesen wir aus der Matrix der Repertorisationen und z.B. den Wertigkeiten, d.h. der Stellung bestimmter Mittel, ganz bestimmte Konstellationen, ein ganzes Bild unserer Erkrankungen, Symptome, Verhaltensmuster und Glaubenssätze heraus. Die häufigste Fehlerquelle in der homöopathischen Anamnese liegt in einem zugleich wesentlichen Prinzip der Homöopathie begründet: dem Spiegelprinzip. So bilden sich Therapeut und Patient in gewissem Sinne gegenseitig ab. Kern dieses Abbildungsprozesses sind ähnliche Erfahrungen und/oder Denkstrukturen, die einerseits bei jedem der beiden anders bewertet sind und außerdem meist unbewusst bleiben. Das hohe Ziel eines Therapeuten besteht jetzt darin, „Neutralität" zu wahren. Ziel dieser „Qualitätskontrolle" ist letztlich eine von eigenen Bewertungen weitestgehend befreite Analyse.

## Was ist eine Repertorisation?

Software erleichtert heute das Auffinden und Auswerten der Symptome

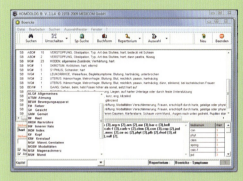

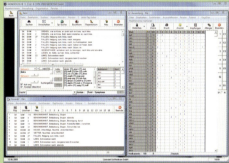

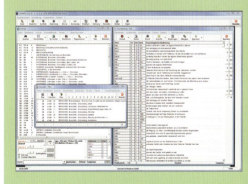

Natürlich wissen wir als Therapeuten, dass das Ergebnis der homöopathischen Erst-Anamnese weit davon entfernt ist, sich mit der Diagnose im schulmedizinischen Sinne vergleichen zu lassen. Wir wissen, wie im Verlauf der Anamnese Symptome systematisiert werden und ihre Wertigkeiten erhalten. Wir wissen, dass der Patient, im besten „salutogenesischen" Sinne mit seiner Persönlichkeit ganzheitlich erfasst wird und dass sowohl verbale als auch nonverbale Aussagen des Patienten besondere Berücksichtigung finden. Unstrittig liegt dabei die besondere Kunst des erfahrenen Homöopathen darin, den aufgenommenen Symptomen die für den Fall richtige hierarchische Wertigkeit zu geben, dabei die wesentlichsten Symptome als solche zu erfassen und ja, manchmal auch zu „erspüren" ... In diesem komplexen Erkenntnisprozess gibt es ganz zweifellos zwei „anzuerkennende" Fehlerquellen: den Patienten und den Homöopathen.

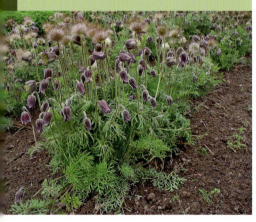

Gerade darin aber liegt nicht nur die Kunst, sondern eben auch eine der großen Schwierigkeiten der homöopathischen Anamnese. Die Güte des Homöopathen entspricht seinem eigenen „Bewertungszustand", seiner eigenen Gesundheit.

Als sei das Erreichen dieser Unvoreingenommenheit nicht schon schwierig genug, ist es aber vor allem der Patient, der uns immer wieder auf das Neue „überrascht".

Der **Voll-Diagnose-Patient** war schon bei „allen Ärzten" und bei vielen naturheilkundlichen Kollegen. Seine Laborwerte und schulmedizinischen Diagnosen füllen Aktenordner und zeichnen sich durch viele unklare Symptome aus. Natürlich hat ihm „nie" jemand helfen können und er ist inzwischen völlig davon überzeugt, diese oder jene spezielle Krankheit oder gar ein ganzes Potpourri davon zu haben.

Auf dieses oder diese Leiden ist er vollständig fokussiert. Oft ist seine eigene Auffassung der Krankheitsursachen oberflächlich, vorzugsweise sind die Umstände oder die Umgebung „schuldig". Sein Denken ist im Grunde sehr hierarchisch, er benötigt klare Strukturen, zweifelt jedoch mit Inbrunst an denselben, definiert sich häufig über Negationen, über seinen (Lebens-)Protest.

Stellen wir uns eine junge Frau mit einem Magengeschwür vor. Als Ursache lässt sich vielleicht sogar oberflächlich eine Mobbing-Situation identifizieren. Nun könnten wir durch die entsprechenden homöopathischen Mittel das „Aurum-Programm" des Selbstwertes einschalten und auf unser „geknicktes Lieblingsblümchen", **Pulsatilla pratensis**, abheben um den Selbstwert zu stabilisieren und den Rücken zu stärken. Genau dann aber wären wir - möglicherweise - in eine Falle der Patientin hineingelaufen, von der diese noch nicht einmal selbst eine Ahnung hat: die Tatsache, dass die scheinbare Ursache nur die Oberfläche einer weitaus tiefer gehenden Thematik ist.

Der **Bewusstseins-gebildete Patient** hat sich selbst vollständig analysiert. Er ist naturheilkundlich gebildet und sich bewusst, dass seine Symptome der Spiegel seiner inneren Zustände, besser noch seiner inneren energetischen Ungleichgewichte sind.

Ja, mehr noch, er hat diese und auch einige der tiefer gehenden Themen bereits für sich identifiziert und kann dem Behandler ein scheinbar genaues Bild seiner körperlichen und emotionalen Zustände samt Ursache und Wirkungen vermitteln. Er hört Vorträge und besucht Kurse, liest sich durch die gesamte ganzheitliche Literatur ... und obwohl unser Patient doch schon so lange an sich arbeitet und stets bemüht ist, alles „richtig" zu machen, hat sich nicht wirklich etwas „bewegt".

Unser Patient ist gewissenhaft und beantwortet Fragen präzise? Er ist bemüht, ein genaues Bild seiner Symptome zu vermitteln und kann alle Vorfahren mit sämtlichen Krankheiten mühelos aufzählen? Psychologische Fragestellungen sind ihm geläufig und seine Antworten auf den ersten Blick schlüssig? Dann haben wir einen **unbewussten Lügner** vor uns. Oft sind es genau diese Patienten, bei denen sich die größte Diskrepanz zwischen verbalen und nonverbalen Aussagen findet. Sehr häufig stellt sich in späteren Gesprächen heraus, dass dieser Patient wesentliche Aspekte oder sogar Symptome ausgeblendet – und deswegen einfach „weggelassen" hat. Getreu dem Motto: Eine „halbe Wahrheit ist eine ganze Lüge", muss so nicht nur das berücksichtigt werden, was der Patient mitteilt, sondern eben auch das, was er unbewusst, z.B. über seine Körpersprache, ausdrückt.

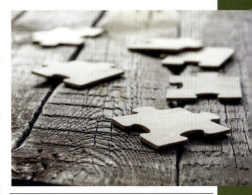

**Antworten hinterfragen**

Wie aber lösen wir als Therapeuten diese alltäglichen „Patientensonderfälle"? Wie finden wir im selbst konstruierten Gebäude des Patienten jene Hintergründe und/oder Brüche, die aus den verbalen und nonverbalen Aussagen nicht abzulesen sind? Dabei ist es gleichgültig, ob der Patient etwas wirklich „vergessen", also verdrängt, oder einfach nur bewusst als unwichtig befunden hat. Die Beachtung dieser verdrängten, scheinbar unwichtigen Aspekte ist es, die den Fall plötzlich „rund" und lösbar macht. Auf diese Weise lassen sich Impfbelastungen oder die Ursachen von Allergien ebenso herausfiltern wie krankmachende traditionelle, energetische oder familiäre Prägungen.

Bei der Analyse solch komplexer Verhaltensmuster und ihrer Ursachen stellen sich dann auch häufig die in unserem Sinne eigenverantwortlichen Fragen: Warum hält jemand „an seinen Symptomen fest"? Welchen scheinbaren „Nutzen" hat er davon? Was will er damit erreichen? Und wie sind diese Themen miteinander verbunden?

**Vernetzungen finden**

Wir bezeichnen diese Verbindungen als Vernetzungen. Der Effekt, der sich dahinter verbirgt ist der, dass ein „Ansprechen" eines bestimmtem Themas, sei es durch einen „Trigger", durch eine (negative) Erfahrung, eine unbewusste Wiederholung, ein inneres oder äußeres Ereignis, dazu führt, dass nicht nur genau dieser Punkt, genau dieses Thema angesprochen und eventuell „ausgelöst" wird, sondern auch damit z.B. durch Erfahrung verbundene andere Themen. Dabei werden Verhaltensmuster und Glaubenssätze immer wieder hinterfragt. Diese Fragen richten sich keineswegs darauf, zu „diskriminieren", vielmehr helfen sie uns, eine von der Opfer- bzw. Leidensrolle losgelöste Sicht zu erhalten. Die Antwort ist letztlich in den Glaubenssätzen zu finden. Dadurch können wir Lebenssituationen komplex erfassen und z.B. auch jene Belastungsthemen finden, über die nicht gesprochen wird, weil sie ignoriert oder verdrängt werden.

Krankheiten sind also verdrängte, unbewusste innere Prozesse, die sich manifestiert haben und im Außen als pathologischer Zustand zeigen. Dabei handelt es sich aber nicht einfach um eine so genannte psychosomatische Erkrankung, sondern um den Ausdruck einer Entwicklungsphase im jeweiligen Individualisierungsprozess. Um diesen bestehen zu können, werden wir uns immer wieder damit auseinandersetzen, um letztendlich Bewertungen loszulassen.

Im Grunde haben wir unseren imaginären Keller zu lange nicht aufgeräumt. Sie wissen schon, der Keller, in den wir erfolgreich alles (hin)ab-schieben was gerade nicht passt, gerade nicht auf den Tisch soll. So ein Keller ist eine durchaus alltagstaugliche Lösung, nur sollten wir nicht vergessen, ihn gelegentlich zu entrümpeln.

Und so sammelt sich dort vieles an und will sozusagen zurück ans Licht, aufgeräumt, ausgesprochen, erklärt, entwertet und losgelassen werden. Vermeiden oder versäumen wir dies, entwickeln wir Symptome und Krankheitsbilder.

## Modell der psychologischen Botschaft

In der Kreativen Homöopathie verwenden wir dazu das Modell der psychologischen Muster bzw. der psychologischen Botschaft. Aus dem Gesamtbild der psychologischen Bedeutungen der Symptome einerseits und der psychologischen Bedeutungen der homöopathischen Arzneien aus der Repertorisation andererseits ergibt sich nun ein im besten Falle spiegelbildliches Abbild der inneren Situation des Patienten, seiner Verhaltensmuster und seiner existierenden, tief im Unbewussten liegenden Glaubenssätze.

- ♪ Sprache des Symptoms
- ♪ Psychologische Bedeutung des Arzneimittels

Gleicht man die Bedeutungen der Einzelsymptome einer Erkrankung mit den psychologischen Themen der homöopathischen Mittel, welche durch die Repertorisation zugeordnet wurden, miteinander ab, so müssen diese im besten Fall kongruent, deckungsgleich, auf jeden Fall ähnlich sein.

Sind sie es nicht, "fehlt" etwas. Zum Beispiel, weil ein Symptom unwichtig erschien und nicht genannt wurde. Oder aber weil ein emotionales Thema unbewusst stark bewertet, aber noch verdrängt wird.

Menschliche Verhaltensmuster basieren auf Glaubenssätzen, die einander zuzuordnen sind. Krankheit ist eben keine Betriebsstörung, sondern ein Ausdruck unserer inneren seelischen Zustände. Wenn wir jetzt also davon ausgehen, dass alle äußeren Zustände innere seelische Zustände, Bewusstseinsentwicklungen oder Konflikte widerspiegeln, dann handelt es sich bei diesen Prozessen um den Ausdruck einer bestimmten Entwicklungsphase im jeweiligen Individualisierungsprozess. Eine der bekanntesten Darstellungen zum Thema Individualsierung ist die Maslowsche Bedürfnishierarchie. Der amerikanische Psychologe Abraham Maslow beschrieb darin die Selbstverwirklichung, Bedürfnisse und Motivationen von Menschen im Rahmen eines ganzheitlichen, seelische Gesundheit anstrebenden Konzeptes, der humanistischen Psychologie. Die wesentlichsten Teilaspekte seiner im Grunde hierarchischen Darstellung sind:

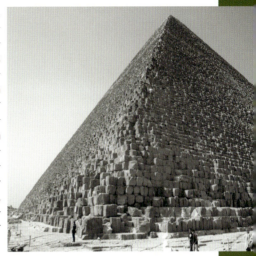

- Selbstverwirklichung
- **Individualisierungsbedürfnisse** wie Selbstachtung, Status, Macht
- **Soziale Bedürfnisse** wie Zugehörigkeit, Partnerschaft, Kommunikation
- **Sicherheitsbedürfnisse** wie Geborgenheit, Bezugspersonen, Rituale
- **Physiologische Bedürfnisse** wie Schlaf, Wärme, Essen, Trinken, Sex

Dabei hat sich die leicht irreführende Darstellung als Pyramide eingebürgert. Sie entspricht jedoch im Grunde nicht den von Maslow beschriebenen Effekten, sondern verleitet eher zu Fehlinterpretationen, da z.B. die einzelnen Stufen nicht klar voneinander abgegrenzt werden und nicht „vollständig erfüllt" sein müssen, um in den nächsten Bereich der Persönlichkeitsentwicklung einzudringen.

So können die nächsten Ziele auch dann schon motivierend wirken, wenn der Befriedigungsgrad der anderen Bedürfnisse noch nicht zu hundert, sondern zum Beispiel ca. 70% erfüllt wurde. Dabei variiert der „empfundene Sättigungsgrad" stark. In moderneren Ausführungen hat sich deshalb eine dynamische Darstellung nach Krech, Crutchfield & Ballachey (1962, S. 72/77) durchgesetzt.

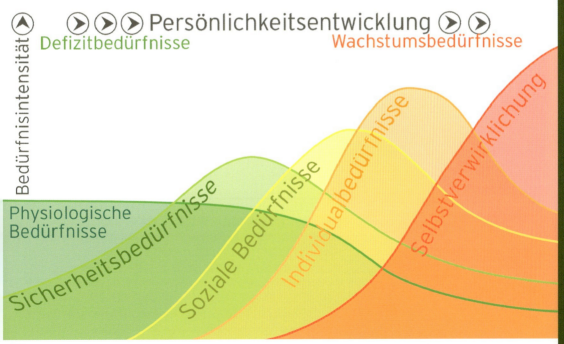

## Aus Bewertungen lösen

Um in dieser Persönlichkeitsentwicklung bestehen zu können, sind wir veranlasst, uns mit bestimmten Themen immer wieder auseinanderzusetzen, bis wir in der Lage sind, diese frei von Wertungen und Belastungen zu betrachten. Diese Wiederholung von Erfahrungen birgt aber auch Risiken. Eines der Risiken besteht darin, dass wir uns selbst missverstehen und beginnen, an unsere Erfahrungen zu „glauben". Uns wird nicht bewusst, dass wir bestimmte Erfahrungen immer und immer wieder wiederholen.

Statt uns zu lösen und damit das Thema in uns zu heilen, manifestieren wir Gewohnheiten und schaffen Traditionen. Und genau dieser sichere Rahmen der Traditionen ist es, der es dann so schwierig werden lässt, Veränderungen zu bewirken.

Vorhandene Auffassungen werden als allgemeingültig und allgemeinverbindlich hingenommen, Lebensentwürfe z.B. der Familie oder des bestehenden sozialen Gefüges werden häufig kritiklos nachgeahmt. Durch die Erfüllung der Regeln der Gemeinschaft entstehen Zugehörigkeit und scheinbare Sicherheit, der oder die Unangepasste, das vielzitierte „schwarze Schaf" dagegen, muss mit Sanktionen rechnen.

*Wenn Krankheit der Ausdruck vernetzter innerer Prozesse ist, so ist es notwendig, die Symptome und damit die Konfliktthemen und Prozesse aufzudecken. Man benötigt Initialzündungen zur Heilung der betreffenden Thematik. Solche Initialzündungen sind Gegenstand einer Behandlungsmethode, die der deutsche Arzt und Apotheker Hahnemann in der zweiten Hälfte des 18. Jahrhunderts entwickelte: der Homöopathie.*

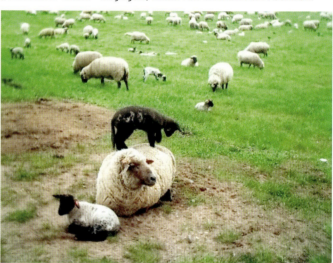

Dieses Spannungsfeld zwischen Anpassung und Individualsierung bietet viele Möglichkeiten sich auseinanderzusetzen. Symptome, Glaubenssätze und Verhaltensmuster treten aus dem Schatten unserer Angewohnheiten. Verhindern wir diese Auseinandersetzungen, z.B. weil wir dazu unfähig scheinen oder sie verweigern, äußert sich der Konflikt im Außen. Krankheit ist somit ein Prozess, der direkt aus dem Unbewussten kommt. Ist ein Mensch soweit gereift, dass ein bestimmter Entwicklungsprozess möglich wäre, dabei aber die innere Aufarbeitung blockiert, so ist es möglich, ja sogar wahrscheinlich, dass sich der Konflikt als Krankheit äußert. In diesem Sinne ist Krankheit auch eine wichtige Hilfe, unbewusste Themen in uns selbst von emotionalen Bewertungen zu befreien.

# Homöopathie - eine Tradition am Anfang ihres Weges

Nicht nur Hahnemanns Entdeckungen stellten einen Wendepunkt in der Naturheilkunde dar. Es waren genau diese letzten zwei bzw. zweieinhalb Jahrhunderte der Menschheit, in denen sich Wissen und Wissenschaft, Technologie und Gesellschaft auf allen Gebieten explosionsartig entwickelten und auf nie da gewesene Art und Weise miteinander vernetzten. Gleichzeitig scheint die Bewusstseinsentwicklung der Menschen einen Quantensprung vollzogen zu haben. Dies belegen allein die soziologischen Fragestellungen dieses Zeitraums. Zu den bedeutendsten Fortschritten der Menschheit in dieser Entwicklungsphase gehören unbestritten die Ergebnisse der allgemeinen Schulmedizin und der Biochemie sowie in hohem Maße auch die der Infektionslehre.

Durch diese Fortschritte und den Wegfall religiösen Aberglaubens gewann die Suche nach den Krankheitsursachen an Bedeutung. Ist alles in äußeren Krankheitserregern begründet oder liegt die Hauptursache für eine Erkrankung beim Menschen selbst, muss „die Bereitschaft" vorhanden sein? Im ausgehenden 18. Jahrhundert bestand die Brisanz dieser Auseinandersetzung fast ausschließlich in einer theoretischen Diskussion. Sie gipfelte in einer Renaissance hippokratischer Aspekte bezüglich der Beobachtung von Naturgesetzen und warf soziologische Fragen auf, bevor die Soziologie überhaupt Namen und Vordenker fand. Zur damaligen Zeit entsprach die Homöopathie noch am ehesten der vieldiskutierten neuen Sichtweise.

Seit der Einführung der Homöopathie durch Samuel Hahnemann zu Anfang des 19. Jahrhunderts liegen Schulmediziner und Homöopathen in stetem Wettstreit miteinander und in häufigem Widerspruch zueinander.

Die Schulmediziner werfen der Homöopathie immer wieder vor, Krankheiten mit unsinnig verdünnten Lösungen und der Gabe von ebenso unsinnig verdünnten Giften heilen zu wollen. Die Homöopathen kontern damit, dass bei ihrer Behandlung nicht zwischen der Gewichtung von Nutzen und Nebenwirkung abgewogen werden muss. In vielen Fällen stehen sich beide Seiten unversöhnlich gegenüber und lehnen es ab, Erfolge der „Gegenseite" zur Kenntnis zu nehmen.

Entstanden sind beide Behandlungswege jedoch zur gleichen Zeit, dem Ende des 18. Jahrhunderts. Zu diesem Zeitpunkt bestand die praktizierte Medizin hauptsächlich aus der Tätigkeit der Bader, die alle Leiden ihrer Patienten mit Aderlass und willkürlich gewählten Medikamenten kurieren wollten. Tabletten, Tinkturen und Salben wurden für jeden Patienten individuell angefertigt.

Die Homöopathie nach Hahnemann existiert seit mehr als zweihundert Jahren. Für diejenigen von uns, die bereits erfolgreich mit homöopathischen Mitteln arbeiten, ist es geradezu ein Rätsel, warum sie noch immer so zögerlich angenommen wird.

Das liegt teilweise natürlich daran, dass wir noch immer nicht in der Lage sind, die Wirkungsweise homöopathischer Substanzen wissenschaftlich so nachzuweisen, dass sie den Regeln und Bedürfnissen z.B. der Schulmediziner oder dem heutigen wissenschaftlichen Denkmodell genügt.

Um die Anschauungskonflikte im Zusammenhang mit der homöopathischen Behandlung zu verstehen, muss man sich ein wenig mit ihrer Entwicklung befassen.

Dabei existierte und existiert die Homöopathie heute noch als Spezialform der Medizin. Sie betrachtet die Krankheitssymptome als körperlich und/oder seelisch geäußerte innere Prozesse. Ausgehend von diesem neuen Krankheitsverständnis nimmt sie für sich in Anspruch, eine sanfte Heilung der Ursachen zu ermöglichen und nicht nur Symptome zu bekämpfen oder Krankheiten zu katalogisieren.

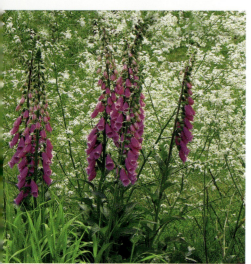

Ihre Zusammenstellung beruhte entweder auf den Vorgaben des Behandelnden oder auf der Intuition des Apothekers. Spezifische, präzise Anweisungen existierten meist nicht. In vielen Fällen verordneten die Behandler nur eine „Mischung gegen Säfte im Ungleichgewicht" und überließen die Interpretation dem Apotheker.

Doch auch wenn das Mittel vorgegeben war, fehlte fast immer die Mengenangabe. Man kann sich leicht vorstellen, wie die Fingerhuttinktur Digitalis auf den Herzkranken wirkt, wenn 10 statt 0,1 mg in einem Liter Alkohol enthalten sind.

In dieser Zeit des Experimentierens wurde Hahnemann geboren. Er lehnte es ab, den von ihm erlernten Arztberuf unter solchen Umständen zu praktizieren, denn er wollte seine Patienten heilen und sie nicht durch die üblichen Aderlässe und „Giftmischungen", wie er sie selbst nannte, umbringen. Eine mögliche Lösung für seine persönliche Zwickmühle sah er darin, wenigstens die Herstellung der Medikamente zu verbessern. So eignete er sich das Handwerk des Apothekers an.

Hahnemann beherrschte mehrere Sprachen, darunter Englisch und verdiente seinen Lebensunterhalt unter anderem mit der Übersetzung medizinischer Fachartikel. Diese „Notlösung" hatte den positiven Nebeneffekt, dass er auf dem aktuellen Stand der medizinischen Forschung blieb.

Letztlich befand sich Hahnemann, trotz seiner schwierigen Lage oder gerade deshalb, in einer ausgezeichneten Ausgangssituation. So stieß er bei seiner Übersetzertätigkeit auf einen Artikel, der die Behandlung von Malaria mit der Rinde des Chinabaumes beschrieb. Malaria war zu dieser Zeit eine Erkrankung, die die Bewohner von Flußauen auch in Süddeutschland regelmäßig im Frühsommer quälte. Hahnemann erprobte schließlich die Wirkungen diverser Verdünnungen von Chinarinde-Auszügen an sich selbst.

Gerade für diese Verdünnungen entwickelte er dabei sozusagen eigene Vorschriften, wie diese durchzuführen wären. Er standardisierte sozusagen die Verarbeitung und Herstellung. Hahnemann musste schließlich auch an die spätere Reproduzierbarkeit seiner Versuche denken.

Wissen war zu damaliger Zeit von Kirchturmpolitik geprägt. Erkenntnisse konnten durchaus voneinander unbeachtet in Nachbarstädten gewonnen werden. Lehrbücher oder wissenschaftliche Veröffentlichungen waren noch nahezu unbekannt. Hinzu kam, dass kaum ein Mediziner eine andere Sprache als den Dialekt seiner Heimatstadt beherrschte und sich das kleinstaatliche Gebilde im deutschen Sprachraum strikt von den führenden Wissenschaftsnationen Frankreich und England abschirmte.

Als Arzt und Apotheker hatte er ungenügend dokumentierte Vorschriften und Rezepte ohne einheitliche Maßangaben das Fürchten gelernt. Die üblichen Apothekenwaagen des 18. Jahrhunderts konnten mit viel Geschick des Apothekers 10 Milligramm erfassen. Darunter wurde nicht gearbeitet, da es keine Vorschriften gab, die dies erforderten, obwohl man schon in dieser Zeit von Giften wusste, die in nicht sichtbaren Mengen tödlich waren.

# Die Herstellung homöopathischer Mittel

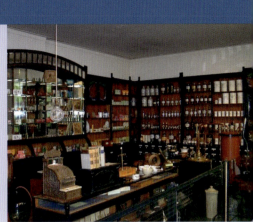

Homöopathische Arzneimittel werden durch das so genannte Potenzieren hergestellt. Dieses Verfahren geht auf Hahnemann zurück. Er begann mit einer Verdünnung von 1:100. Ist diese Verdünnung noch immer zu konzentriert, verdünnt man abermals in diesem Verhältnis, wodurch die ursprüngliche Lösung nur noch 1:10.000 der Ausgangskonzentration enthält. Dieses Spiel kann man unbegrenzt weiterführen, wobei rasch Verdünnungen entstehen, die nur noch äußerst geringe Konzentrationen des Wirkstoffs enthalten. Entsprach die anfängliche Verdünnung z.B. 1g in einem Liter, so ist bereits nach dem dritten Verdünnungsschritt nur noch 1mg vorhanden. Dies mag erschreckend wenig erscheinen.

Erinnern wir uns jedoch daran, dass Hormone im Körper teilweise in noch geringeren Mengen erhebliche Unruhe verursachen können und viele Gifte in dieser Konzentration noch ebenso tödlich sind wie ein ganzes Fläschchen davon.

Da Hahnemann 1:100 verdünnte, wurde diese Verdünnungsart von ihm durch ein großes C gekennzeichnet. Verdünnte er 1:50000, verwendete er ein großes LM zur Kennzeichnung. Die Dezimalpotenzen (D) wurden erst später von Hahnemanns Schülern in den USA bevorzugt und in die Therapie eingebracht. Die Zahl der Verdünnungsschritte kennzeichnete Hahnemann durch eine nachgestellte Ziffer. So erhielt er C6, C200 oder LM VI. Diese Art der Kennzeichnung wurde bis zum heutigen Tage beibehalten, da sie die Entstehung der entsprechenden Lösung zuverlässig dokumentiert. Die Verdünnungen erfolgten schrittweise. Damit ist gemeint, dass man bei der Reihenfolge C1-C2-C3 tatsächlich eine C1-Lösung im Verhältnis 1:100 verdünnt und gleich einen Teil dieser neuen C2-Lösung weiter 1:100 verdünnt. Es wird also nicht einfach die C1 mit Wasser „gestreckt". Auf dem Weg von einer C1 zu einer C200 muss man tatsächlich 200mal in getrennten Gefäßen verdünnen. Dieses Vorgehen bezeichnet man als Mehrglasmethode.

Die Verdünnung zur Verringerung der Konzentration war nicht der einzige Verfahrensschritt, der von Hahnemann eingeführt wurde. Nach jedem Verdünnungsschritt wird die neue Lösung verschüttelt, um den Inhalt gleichmäßig zu durchmischen. Das Gläschen wird verschlossen und anschließend zehnmal kräftig, aber gleichmäßig, mit der Hand auf einen schweinsledernen Buchrücken geschlagen. Dieser Vorgang wurde als Potenzierung bezeichnet und ohne ihn ist der Verdünnungsschritt nicht abgeschlossen. Die Potenzierungsvorschriften waren einfache und zugleich präzise Anweisungen.

Bis zu einem bestimmten Verdünnungsgrad gehen tatsächlich stoffliche Effekte vom verdünnten Stoff aus. Es treten Wechselwirkungen mit dem Verdünnungsmittel, dem Wasser, auf, die auch noch wirken, wenn der gelöste Stoff wegen der hohen Verdünnung molekular nicht mehr nachweisbar ist.

Dieses Verfahren, vor allem in den höheren Potenzen, ist bis heute ein Hauptargument gegen die Homöopathie. Dazu muss man sich über eins im Klaren sein: Hoch potenziert heißt eben nicht „hochdosiert", bedeutet nicht, dass ein „hoher Wirkstoffgehalt" vorliegt. Genau an dieser Stelle endet das Verständnis der Schulmedizin und sie ruft die Wahrscheinlichkeitsrechnung zu Hilfe. Je mehr man eine Stoffmenge verdünnt, desto weniger Teilchen sind davon enthalten. Irgendwann ist ein Verdünnungsgrad erreicht, bei dem im vorgegebenen Volumen weniger als ein Teilchen vorhanden ist. Diese Grenze wird bei der Lohschmidt´schen Zahl von rund C12 bzw. einer D23 angesiedelt: bei dieser Verschüttelung ist die Grenze der Stofflichkeit erreicht.

Dabei muss man einräumen, dass ein wissenschaftlich allgemein anerkannter Nachweis der Wirkung homöopathischer Substanzen bis heute nicht existiert. Dennoch werden seit Hahnemanns Entdeckung noch höhere Potenzen von vielen Therapeuten erfolgreich eingesetzt, und auch im Zusammenhang z.B. mit der Wasserforschung ergeben sich mehr und mehr Hinweise auf uns bisher nicht oder nicht mehr zugängliche Erklärungsmodelle, die darauf warten, von uns (wieder)entdeckt zu werden.

Homöopathische Hochpotenzen wirken ausschließlich über das Resonanzprinzip. Es handelt sich um eine Resonanz, die durch die Arznei im Menschen ausgelöst und ins Bewusstsein geholt wird. Dieses Geschehen kann mit einer Gitarre verglichen werden. Jede Saite einer Gitarre wird automatisch in Schwingung versetzt, wenn ein gleicher Ton wie der einer bestimmten Gitarrensaite im Raum erzeugt wird.

Dies wird um so schlüssiger, wenn wir berücksichtigen, dass in einer Krankheit ein nicht gelöstes geistiges Thema, ein ins Unbewusste verdrängter und emotional noch bewerteter Prozess aktiviert wird und sich körperlich darstellt. So tritt bei der Anwendung homöopathischer Substanzen jenes Resonanzprinzip in Kraft, welches sich mit dem Gesetz „Innen wie Außen" erklären lässt: Eine Pflanze oder ein sonstiger Stoff kann ein nicht bewältigtes geistiges Thema ins Bewusstsein holen. Die „Arznei" gibt einen Impuls an ein bereits erlebtes, gespeichertes Thema, so wie die Gitarrensaite durch einen gleichartigen Ton in Schwingung gerät.

*Ob die Kritik an der Homöopathie berechtigt ist, wer also am Ende Recht hat, das müssen wir alle die Zeit entscheiden lassen. Vielleicht sind ja all die homöopathischen Heilerfolge der letzten Jahrhunderte wirklich universelle Zufälle - genauso wie all die Situationen der Nichtwirksamkeit „normaler" schulmedizinischer Mittel?*

*Auch wenn wir das Zitat „Wer heilt hat recht" gern erwähnen, aber nicht überstrapazieren wollen: Dieses Buch möchte sich nicht mit einem seitenlangen, nicht (auf)lösbaren Pro und Contra Homöopathie „aufhalten", sondern unsere spezielle Weiterentwicklung der Homöopathie und unsere Sicht auf Krankheit, Gesundheit, Bewusstsein und Heilung vorstellen.*

# Was ist (so anders an der) Kreative(n) Homöopathie?

Wie viele alternative Behandlungsrichtungen sagt auch die Kreative Homöopathie von sich, sie sei „anders" als beispielsweise die Schulmedizin. Aber was ist eigentlich so „anders" daran?

Die Kreative Homöopathie nach Antonie Peppler® fügt zuerst einmal Erkenntnisse aus drei ganzheitlichen Teilbereichen zusammen. Dabei ist die Kreative Homöopathie weit mehr als nur die Summe dieser Einzelkomponenten. Im Grunde handelt es sich um ein „Weltbild", in dessen Mittelpunkt eine Neutralisation von Symptomen und Krankheiten steht. Innerhalb dieses Weltbilds ist es wesentlich, den konkreten Bezug des Patienten zu seiner Erkrankung herzustellen.

Erkrankungen sind ein in sich geschlossenes, in logischen Schritten ablaufendes System und Ausdruck der bewussten, aber noch mehr der unbewussten Motive des Patienten. Wir Menschen benutzen Symptome und Krankheiten als Kommunikationsform.

Obwohl uns doch die Krankheit scheinbar „befällt", sollten wir uns sowohl unseres unbewussten aktiven Anteils als auch unserer Möglichkeiten bewusst werden. Einer der schwierigsten Aspekte in der Kreativen Homöopathie ist zweifellos, diesen eigenverantwortlichen Gedanken vollständig zu erfassen.

Im konsequenten „Zu-Ende-Denken" dieser Sichtweise finden wir die „Königsdisziplin" kreativ-homöopathischer Bewusstwerdung. Es ist nicht immer einfach, diese Sichtweise umzusetzen und dennoch sollten wir sie in der Betrachtung und Bewertung von Symptomen und Krankheiten nie aus den Augen verlieren. In dieser Denkweise ist Krankheit eben nicht einfach nur ein über uns kommender Zufall. Vielmehr entsteht sie in dem Augenblick, in dem eine Veränderung der bisherigen Sicht- und Lebensweise eines Menschen möglich, sinnvoll und von seinem Innersten erwünscht ist.

Ist eine Krankheit eingetreten, muss „nur noch" der Erkenntnisweg vom Unbewussten ins Bewusste beschritten werden. Um diesen Weg besser, schneller und unbeschwerter gehen zu können, ist die „Er-Kenntnis" der Bedeutung einer Erkrankung und eines Symptoms unendlich wertvoll.

Da ist die **Homöopathie**, verbunden mit der Anwendung von Erkenntnissen über die Vernetzung der gespeicherten Informationen im Gehirn. Die Natur an sich und der Mensch spiegeln einander. Jeder Aspekt der Existenz findet sich in beiden wieder.

Die **Psychologie** hilft dabei, die Stellung des Einzelnen innerhalb einer Gruppe zu erkennen und seine Integration in gruppendynamische Prozesse einzuschätzen. Seine eventuell hemmenden, blockierenden Glaubenssätze zu finden und „ungesunde" Verhaltensmuster aufzulösen.

Die **Symptomsprache**, deren Bedeutung und Deutung der einzelnen Symptome, aber auch der Körperregionen, an denen diese auftreten, hilft bei der Ermittlung und Analyse von sichtbaren wie auch verdeckten somatisierenden Konflikten.

## Psychologische Bedeutung homöopathischer Arzneien

Ein wesentlicher Baustein in der Kreativen Homöopathie sind die **Psychologischen Bedeutungen** der homöopathischen Arzneien. Diese Bedeutung wird parallel über drei Wege bzw. den Vergleich dreier Aspekte ermittelt. Im Prinzip gelangt man durch drei unterschiedliche Verfahren zum optimalerweise gleichen Ergebnis.

Dabei handelt es sich um a) die Bedeutung einer Arznei, die sich aus der Zusammenschau der ihr zugeordneten Symptome ergibt, weiterhin b) die Ergebnisse der so genannten mentalen Arzneimittelprüfungen sowie c) die Erkenntnisse aus der Signatur, also dem Verhalten bzw. Vorkommen etc. der jeweiligen Pflanze, eines Tieres oder einer Verbindung, also des Urstoffes, in der Natur.

Dass sich bei der Betrachtung unter diesen scheinbar unterschiedlichen Gesichtspunkten immer wieder Übereinstimmungen ergaben, hat letztlich dazu veranlasst, diese Psychologischen Bedeutungen zu definieren.

Schauen wir uns zur Verdeutlichung, wie bei einer solchen Betrachtung und Bedeutungsfindung vorgegangen wird, einmal einige homöopathische Arzneien an:

## Beispiel:

## Helleborus niger

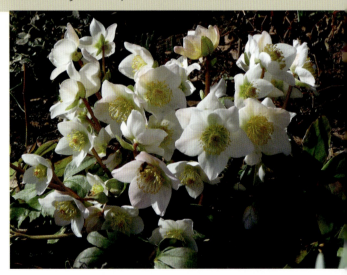

Die Schnee- oder Christrose, **Helleborus niger,** blüht von Dezember bis Februar. Sie ist eine ca. 15 bis 30 cm hohe Pflanze mit meist weißen Blüten, die sich beim Verblühen grün färben, und wächst auf kalk- und steinhaltigen Böden.

Deuten wir die Signatur dieser Pflanze, so symbolisieren die weißen Blüten Unschuld und Reinheit. Sie blüht schon in einer sehr kalten, frostigen und verschneiten Zeit, kämpft sich also durch Frost, durch frustrierende Situationen. Nach dem Verblühen wird die Blüte grün. Grün ist die Farbe der kindlichen Vitalität.

Hier wird eine Transformation von der Unschuld und Reinheit in die kindliche Kraft dargestellt. Der kalkhaltige Boden symbolisiert das Bedürfnis nach Unterstützung in einer „steinigen", schwierigen Situation. So steht die Signatur dieser Pflanze für den Kernsatz:

---

## „Ich mag nicht alleine".

---

Der Entwicklungsweg aus einer unschuldigen Reinheit hin zu einer vitalen Lebenskraft ist frustrierend und steinig. Das Bedürfnis nach Stabilität und Unterstützung durch andere ist groß.

Analogien zur Deutung der Signatur finden sich auch in den Symptomen der homöopathischen Arznei Helleborus niger wieder. Typisch vorzufinden sind

- die Angst vor dem Alleinsein,
- die Angst beim Alleinsein.
- die Schwäche bzw.
- die Auszehrung, die Kachexie

die auf eine latent vorhandene Todessehnsucht hinweist. Die zukünftigen Entwicklungen erscheinen mühselig. Daraus resultiert eine große Sehnsucht, die Reinheit und Unschuld zu erhalten oder zu ihr zurückzukehren.

Die Helleborus-Situation ist von Apathie und Langsamkeit geprägt, fast stellt sich eine tiefe Resignation mit

- Verzweiflung,
- Reaktionsmangel und
- Gedächtnisschwäche

dar.

Langes Überlegen weist auf das Hilflosigkeitsgefühl hin, welches überwunden werden muss. Das Erscheinungsbild eines Menschen, der Helleborus niger benötigt, ist

- blass und eingefallen. Oft wirkt er
- phlegmatisch,
- hat cholerische Anfälle und
- liegt nachts in der Embryohaltung.

Viele der Helleborus-Symptome weisen auf eine tiefe Resignation hin, verbunden mit einer direkten oder indirekten Bitte um Stabilisierung und Unterstützung. Die Furcht, den Alltag nicht allein bewältigen zu können und das Gefühl vor dem Leben zu versagen, ist groß und muss bewältigt werden, um zur Vitalität und Lebensfähigkeit zu kommen.

Die in den Repertorien vorzufindenden Symptome „bestätigen" sozusagen jenen Eindruck, der bereits bei der Betrachtung der Signatur gewonnen werden konnte. Sie beschreiben einen Menschen, der unter der scheinbaren Unterdrückung seines Potentials leidet, aber nicht wagt eigene Wege zu beschreiten.

---

Solche Symptome bzw. deren Zuordnung zu bestimmten homöopathischen Arzneimitteln sind so genannten Repertorien entnommen. Repertorien sind Nachschlagewerke, die nach bestimmten Kriterien, meist nach Symptom-Obergruppen im Kopf-Körper-Schema, strukturiert sind. Es gibt aber auch Repertorien nur für bestimmte Symptomgruppen oder Krankheitsbilder.

Besonderes Augenmerk liegt dabei oft auf den Begleiterscheinungen und speziellen, besonders seltenen Symptome. Auch in der Kreativen Homöopathie sind diese speziellen Symptomen, die oft zu den so genannten „Kleinen Mitteln" führen, extrem wichtig, weil sie uns eben nicht nur zu den „kleinen Mitteln" sondern auch zu den „tiefen Themen" führen.
Arzneimittel mit nur wenigen Symptomen beschreiben oft klar umrissene psychologisch tiefgehende Situationen, die nicht selten ein Trauma ausgelöst haben.

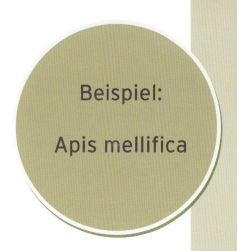

Beispiel:

Apis mellifica

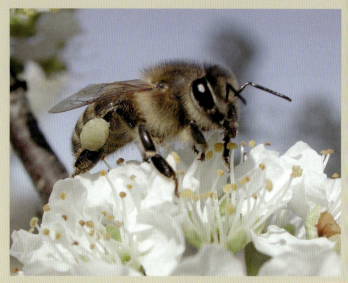

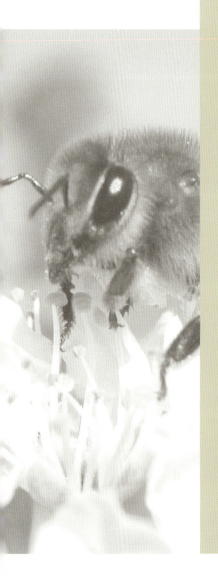

Apis mellifica, die Westliche (früher auch Europäische) Honigbiene, ist für ihren Fleiß sprichwörtlich bekannt. Jeder Bienenstaat ist bestens durchorganisiert, voller Funktionalität, ein Ausbrechen eines einzelnen Tieres scheint es nicht zu geben. Alles ist auf den Lebenserhalt der Bienenkönigin ausgerichtet, die wiederum das Weiterbestehen des Bienenstaates sichert. Nur die weiblichen Bienen haben Stachel, da sich dieser entwicklungsgeschichtlich aus dem Ei-Legeapparat der einfachen Biene gebildet hat. Der Stachel ist mit Widerhaken ausgestattet.

Bleibt dieser in der elastischen Haut des meist menschlichen Gegners stecken, stirbt die Biene. Die stachellose männliche Biene, die Drohne, sammelt ebenso wie die Königin keinen Honig. Ihre einzige Aufgabe ist es, die bereits in der Hieroglyphenschrift der Pharaonen als Machtsymbol verewigte Bienenkönigin zu befruchten.

In einem Bienenstaat finden wir ein typisch matriarchalisches System vor, alles ist auf das Fortbestehen des Volkes, die Fortpflanzung ausgerichtet. Funktionieren ist oberstes Gebot, das Individuelle hat keinen Platz. Übertragen wir diese Symbolik auf eine menschliche Lebenssituation, erkennen wir die Apis-Lebenssituation als geprägt von Pflichterfüllung und scheinbarem Funktionieren müssen.

Pflichterfüllung,
funktionieren müssen ohne Aggression.

Dabei geht es immer um ein bestimmtes Thema, welches erfüllt werden muss, z.B. die „Aufzucht" von vielen Kindern, das Erfüllen einer speziellen Aufgabe usw.

Das Funktionieren müssen wird über den Ausdruck der Persönlichkeit, wie wir ihn beispielsweise in der Aggression finden, gestellt, da der Kampf für eine Biene ein Existenz gefährdendes, tödliches Risiko darstellt. Die Gemeinschaft hat in dieser Sicht stets einen höheren Stellenwert als die Individualität. Apis ist wesentlich bei

- Angina und
- Schwellungen entzündlicher Art, deren Oberflächen meistens glänzen, oder z.B. bei
- Rosacea

Symptome, die den sprichwörtlich „dicken Hals" ausdrücken. Weiterhin findet Apis seine Anwendung bei der

- Blasenentzündung.

Auch hier werden aggressive Emotionen zurückgehalten, Funktionieren und Pflichterfüllung stehen an erster Stelle. Die Apis-Lebenssituation zeichnet sich aus durch starke Disziplin. In der Gemütssituation finden wir

- Apathie,
- Todesahnung,
- Weinen, aber auch
- Eifersucht und
- Schreien.

Der Druck, funktionieren zu müssen, die Pflicht zu erfüllen, wird unerträglich. Daraus entstehen Ablehnung und Todessehnsucht.

Das Gefühl, immer

- fleißig sein zu müssen

ist ebenfalls ein typisches Element von Apis, das nur aufgelöst werden kann, wenn die Persönlichkeit lernt, Bedeutung in der Gemeinschaft nicht nur als nützliche Pflicht, sondern als individuellen Beitrag anzuerkennen. Apis-typische, mit der Thematik der Existenzangst verbundene Glaubenssätze wie „Nur wer fleißig ist, ist etwas wert" müssen zugunsten eines positiven Verständnisses der eigenen Beteiligung an der Gemeinschaft aufgelöst werden.

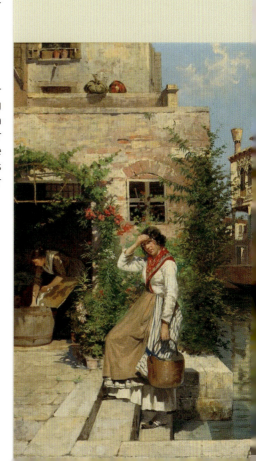

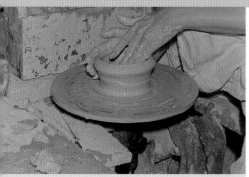

**Kernpunkt unseres Gedankenmodells** der Kreativen Homöopathie ist die Vernetzung allen Seins. Kein Aspekt des Lebens existiert vom anderen losgelöst und alle bedingen einander. Dabei betrachten wir jeden Menschen, jedes Lebewesen, als Teil des Ganzen, Teil des Kosmos, als „Teil des Göttlichen". Diese Formulierung mag „blumig", vielleicht sogar antiquiert wirken, dennoch weist sie faktisch auf nichts anderes hin, als dass jeder von uns nicht nur biologisch, sondern auch auf einer geistigen Ebene die Fähigkeit besitzt, Neues zu entwickeln, zu „kreieren".

Diese Aussage gilt im positiven wie im negativen Sinne und es ist dabei zuerst einmal gleichgültig, ob wir etwas Konstruktives oder etwas Destruktives erzeugen – der Aufwand ist stets derselbe. Auch eine Erkrankung ist eine solche „Kreation", eine Inszenierung. Am Anfang einer solchen Inszenierung steht eine Idee. Dabei kann diese sowohl „positiv" als auch „negativ" sein. Hier handelt es sich um Bewertungen, um eine vereinfachte Darstellung zweier Grundmotivationen: das Ziel der (negativen) Vermeidung und das der (positiven) Veränderung.

Sind wir der Auffassung, unsere Ziele nicht über die Kommunikationsebene erreichen zu können oder zu dürfen, werden stattdessen Symptome entwickelt.
Dies trifft z.B. auf den Schüler zu, dem die Schule keinen Spaß macht und der plötzlich Kopfschmerzen bekommt, mit dem „Erfolg", dass er nun nach Hause gehen darf.
Und ebenso auf die Kollegin, die uns mit diversen linksseitigen Symptomen mitteilen möchte, dass sie eine emotionale Belastung gründlich satt hat.

> **Für unsere Symptome, Kreationen, „Inszenierungen" liegt stets ein Motiv vor – selbst wenn wir dies tief im Unbewussten verstecken.**

Solche Motive werden natürlich durch die Rahmenbedingungen der einzelnen Existenz beeinflusst und stehen im Zusammenhang mit z.B. den Traditionen, die in einer Gemeinschaft, einer Region, einem Unternehmen oder in einer Familie als Spielregeln oder Gesetze existieren. Je mehr wir uns von diesen Spielregeln abhängig machen und je mehr wir uns anpassen, desto deutlicher zeigt dies den Wunsch, zu dieser Gruppe dazuzugehören, in und von dieser Gruppe geschützt zu sein.

Viele Menschen denken vermutlich überhaupt nicht darüber nach und tun einfach das, was die anderen Familienmitglieder, Mitschüler oder Kollegen auch tun. Ob uns unser eigenes Verhalten gefällt, ob es uns überhaupt entspricht und zu unserer Persönlichkeit passt, darüber denken wir erst dann nach, wenn wir Unzufriedenheit verspüren. Also dann, wenn ein Motiv für eine Veränderung oder, wenn unser Unbewusstes das Signal nicht versteht, für eine Krankheit vorliegt. Ein solches Motiv oder aber auch eine ganzes Paket davon verbirgt sich hinter jeder Erkrankung oder Symptomausbildung.

Wir sind unglücklich in einer Situation und, obwohl wir genau wissen, was wir nicht wollen, ist häufig unklar, was wir eigentlich wollen.

Welche Aufgaben würden uns Freude bereiten? Was haben wir uns selbst vorgenommen? Was entspricht unseren tatsächlichen Fähigkeiten? Jetzt, wo die Krankheit da ist, ist der Zeitpunkt gekommen, die Frage nach dem „Wer bin ich und was will ich?", also nach unserer Individualität zu stellen. Wieso „entstehen" aber nun eigentlich Symptome? Um diese „Inszenierungen" besser zu verstehen, wollen wir einmal zwei Beispiele vergleichen:

Auch den meisten in ihren Beziehungen glücklichen Menschen ist der seelische Schmerz, den wir als „Liebeskummer" kennen, nicht unbekannt. Besonders tragisch scheint sich dieser Kummer darzustellen, wenn er der steten Wiederholung unterliegt. Denn obwohl der gesunde Mensch körperlich kein „Schmerzgedächtnis" besitzt, werden in solchen emotionalen Situationen doch letztlich alle anderen „toten Hunde" erneut ausgegraben und die unter Umständen bereits zu oft wiederholte Verletzung wirkt besonders tragisch. Man hätte durchaus die ersten Wunden, vielleicht aus der Pubertät, verstehen können: Jeder Mensch trifft seine eigenen Entscheidungen und wir können jemanden noch so sehr (lieben) wollen: Fehlt dem Gegenüber jenes Gefühl, so gibt es kaum etwas zu „erzwingen". Diese „erste" Erfahrung könnte uns also genügen – warum tut sie es aber nicht? Vielleicht, weil es doch auch ein wenig edel scheint, an einer aufopferungsvollen Liebe zu leiden? Ist es nicht schön, im Freundeskreis z.B. als der aufopferungsvolle „beste Freund" dramatisch vor sich hin zu leiden und so Aufmerksamkeit zu erregen? Wenn wir uns darüber einmal Gedanken machen, werden wir feststellen, dass sich die „Inszenierung Kummer" durchaus lohnen kann.

Aber auch auf der körperlichen Ebene sind solche Inszenierungen sichtbar: Der Magen symbolisiert die Gemeinschaft und Zugehörigkeit und wird so lange schmerzen, bis wir in uns gefestigt sind, ohne eine außerhalb von uns liegende Zugehörigkeit zu benötigen. Nach langen quälenden Magenschmerzen haben wir endlich die notwendige Aussprache geführt. Und während uns eben noch „zum Kotzen" war, sind plötzlich alle Symptome wie weggeblasen. Und sogar die Welt: Sie ist nicht untergegangen. Dennoch, es dauert nur wenige Wochen, wieder stehen wir vor einem Problem, welches uns „Magenschmerzen bereitet" – und wieder benötigen wir jenen langen Anlauf, um unser akutes Thema und damit unsere Symptome zu heilen.

So als hätten wir die vorangegangene Erfahrung nie gemacht oder, und das ist der Kernpunkt der Thematik, nicht daraus gelernt, das dahinter liegende Thema, hier z.B. das Bedürfnis nach Versorgung, klar zu kommunizieren. Stattdessen drücken wir unsere Bedürfnisse über die Symptome aus. Dabei handelt es sich um eine Sprache, die einerseits wegen unseres noch fehlenden Bewusstseins und unserer noch nicht so ganz ausgeprägten Wahrnehmung nicht immer verstanden wird und andererseits einen extremen Umweg darstellt.

Jeder Mensch trägt bestimmte Informationsmuster als Erfahrung in sich, die einem bestimmten Krankheitsbild zugeordnet werden können. Fühlen wir uns gesund, ist das jeweilige Thema zu diesem Zeitpunkt untergeordnet und zeigt sich nicht als Symptombild. Sind wir jedoch körperlich oder emotional nicht immun, d.h. in uns sicher, oder ist unsere Konstitution instabil, kommen Symptome plötzlich scheinbar „aus dem Nichts" hervor.

Die vorhandenen Informationsmuster erhalten plötzlich, z.B. durch eine veränderte Lebenssituation, eine stärkere Bewertung und steuern den Körper entsprechend. Der Mensch bildet ein Symptombild aus und ist somit „krank". Krankheit ist demnach eine akute Bearbeitung alter, emotional bewerteter Erfahrungen und wird auch als „Inszenierung eines Themas" verstanden.

Es ist also bei weitem nicht nur so, dass „sich" die Emotionen psychosomatisch ausdrücken, vielmehr sind wir es, die auf diese Weise kommunizieren. Dabei müssten wir nicht immer Symptome entwickeln oder gar krank werden.
Wir Menschen besitzen ein großes Repertoire an Fähigkeiten, um Konflikte nicht erst somatisieren zu lassen. Wir nutzen es nur einfach viel zu wenig oder machen uns unsere Fähigkeiten leider manchmal zu wenig bewusst.

Bei all dem sollte Individualität nicht mit Egozentrik verwechselt werden. Zufrieden ist jener Mensch, der sich als individuelle Persönlichkeit mit all seinen Fähigkeiten annimmt, diese lebt und sich so in einem natürlich sozialen Netz aufgefangen und eben nicht gefangen fühlt.

Eine **Veränderung** vor einem solchen Hintergrund ist eine **spielerische**, eine, die Spaß machen kann und soll. Gehe ich aber selbst davon aus, dass die anderen der Gruppe mich nur mögen, wenn ich etwas an mir verändere bzw. wenn ich mich eben genau gruppenkonform verhalte, dann bin ich unzufrieden und gezwungen, ständig zu kontrollieren, obwohl alles an mir für die anderen noch „in Ordnung" ist.

> zufriedene Menschen sind sich selbst nahe. Sie kennen und akzeptieren sich. Sie vergleichen sich nur selten mit anderen, weil sie wissen, dass alle Lebewesen sich unterscheiden. Habe ich mich so akzeptiert, wie ich bin, bin ich ein zufriedenes Individuum. In einer solchen Situation kann ich jederzeit etwas verändern, aber ich muss es nicht.

## AUF DER „BÜHNE DES LEBENS"

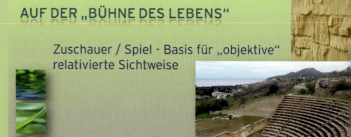

Zuschauer / Spiel - Basis für „objektive" relativierte Sichtweise

Bühne / Drama subjektiv bewertete Emotionen

Solche Veränderungen entstehen häufig durch kritiklos übernommene Beurteilungen der eigenen Person durch Andere, zum Beispiel durch die Eltern. Deren Bewertungen wurden unbewusst übernommen und treten jetzt als Selbstkritik in Erscheinung.

Wir müssen also zuerst erkennen, dass diese Be- oder Verurteilungen nicht die eigenen sind, um dann z.B. Selbstkritik in Gelassenheit (zurück) zu verwandeln. Das ist aber in unserer Gesellschaft nicht einfacher geworden. Angefangen vom „Gefällt-mir"-Button bis zur Meinungsbildung im kleinsten Kreis - im Grunde sind wir den ganzen Tag mit unseren Bewertungen, Beurteilungen und Meinungen beschäftigt.

Zu allem und jedem „eine Meinung zu haben", gehört geradezu zur Selbstverpflichtung des medienmodernen Menschen. So gesehen ist unsere Beeinflussung durch Be- und Verurteilungen anderer mit einem fortschreitenden Individualisierungsprozess eher gestiegen als gesunken. Statt uns aus Bewertungsmustern zu lösen und in die Gelassenheit zu gehen, „kontern" wir und vergelten vielleicht „Gleiches mit Gleichem".

Es ist nun einmal einfacher, an Erfahrungen zu glauben und diese zu übernehmen. Man muss sich so nämlich nicht auseinandersetzen. Wenn alle meine Tanten, Onkel, Vor- und Großväter eine bestimmte Hochschule absolvierten, so werde ich deren Qualität kaum in Zweifel ziehen. Sie haben es ja sozusagen durch ihren „Lebenserfolg" bewiesen.

Wenn, egal was, auf eine bestimmte Art und Weise erledigt wurde – vom Tomaten gießen vor Sonnenaufgang bis hin zum familieneigenen Kartoffelsalatrezept – die Dinge sind eben so. Meist kommen wir überhaupt nicht auf die Idee, sie einfach einmal anders zu sehen oder zu machen. Das gilt natürlich nicht nur für so profane Dinge wie Kartoffelsalat, sondern vor allem für die Ansichten darüber, wie man sein Leben führt.

Bei dieser Entwicklung spielen Traditionen und Gruppenerfahrungen eine große Rolle, weil sie ein Gewohnheitsmuster liefern, das „Terrain", den Boden für das jeweilige Verhalten. Die Gemeinsamkeit oder Ähnlichkeit von Erfahrungen und Denkstrukturen, die Tatsache, dass etwas scheinbar oder wirklich „schon immer so war", wird als Beweis für deren Richtigkeit empfunden. Diese Erfahrungen werden aufgrund eines „Erfahrungsglaubens" kritiklos übernommen, wirken im Unbewussten und haben sich über Generationen bis in die Genetik zu erfahrungsgestützten Verhaltensreflexen, den Verhaltensmustern, entwickelt.

Sind wir in diesen Gedanken gefangen resultiert unsere Motivation nicht so sehr aus uns selbst, sondern vielmehr aus den Erwartungen anderer. Die Sicherheit aus der traditionellen Erfahrung wird eventuellen riskanten, non-konformen, neuen individuellen Erfahrungen vorgezogen. Damit aber wird auch häufig auf Selbstbestimmung verzichtet. Um den unbewussten Erfahrungsglauben so aufzulösen, dass alte Erfahrungen neu oder anders bewertet und neue Erlebnisse möglichst wertfrei betrachtet werden können, ist es oft notwendig und sinnvoll, die Verhaltensmuster auf ihre Ursprünge hin zu überprüfen. Was aber bedeutet das genau? Das Zauberwort heißt „hinterfragen".

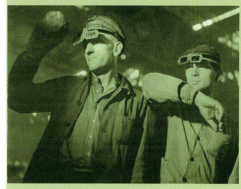

Unsere berufliche Umwelt ist heute anders gestaltet als noch vor 50 Jahren. In der Nachkriegszeit galt es als selbstverständlich und erstrebenswert, eine gute, sichere und langfristige Anstellung zu erhalten. Lebenslange Berufskarrieren mit nur einem Arbeitgeber waren nicht ungewöhnlich und erfüllten viele mit Stolz.

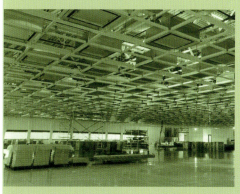

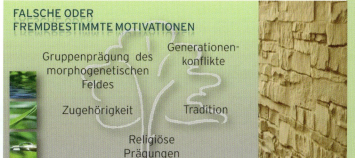

FALSCHE ODER
FREMDBESTIMMTE MOTIVATIONEN

Generationen-
konflikte

Gruppenprägung des
morphogenetischen
Feldes

Zugehörigkeit

Tradition

Religiöse
Prägungen

Archaische Prägungen

Dadurch entsteht ein klassischer Generationenkonflikt, denn während die Folgegeneration sich letztlich einem veränderten gesellschaftlichen Umfeld anpasst, glaubt die Vorgeneration, man müsse nur alles „richtig machen", dann würde auch alles „gut".

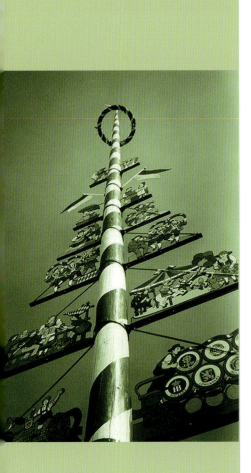

Welche gemeinschaftlichen Erfahrungen haben in welchem Zusammenhang zu welchem Ergebnis geführt? Können Individuum oder Gruppe in einem heutigen, anderen Kontext andere Konsequenzen oder Sichtweisen aus diesen Erfahrungen entwickeln?

Dabei ist es nicht so einfach, die „Sicherheit" der überlieferten Sichtweisen zu verlassen. Die Auflösung alter Bewertungen wird zuerst einmal Angst machen. Denn diese Auflösung bedeutet nicht nur das Ende traditioneller Verhaltensweisen, sondern auch die Loslösung von Strukturen, Gruppen oder Gemeinschaften. Dabei werden wir auch so manche liebgewonnene Gewohnheit loslassen. Bisher schien es uns so logisch, Erfahrungen zu wiederholen. Warum auch nicht? Wenn etwas bisher in unserer Familie funktionierte, warum sollten wir es anders machen? Gibt nicht die Erfahrung der Sache recht? Leider hat das Ganze einen Haken: Durch die scheinbar logische Wiederholung von Erfahrungen werden diese zu uns unbewussten Gewohnheiten.

Uns ist überhaupt nicht mehr bewusst, dass wir bestimmte Erfahrungen wieder und wieder kreieren. Das Ziel von Heilung ist aber nicht die Manifestierung, sondern die Loslösung aus der Erfahrung. Stattdessen werden diese Wiederholungen im täglichen Leben „missverstanden" und als Bestätigung der Richtigkeit von Erfahrungen aufgefasst. So werden die Wiederholungen als Gewohnheiten zu einem festen Bestandteil von Lebensritualen – die dann in ihrer Gesamtheit wiederum die Traditionen ausmachen und bilden. Und genau dieser sichere Rahmen der Traditionen ist es, der es dann so schwierig werden lässt, Veränderungen zu bewirken.

Eben darum, weil sich dem Vernehmen nach „alle", zumindest jedoch viele der Mitglieder der sozialen Gruppe, der man sich zugehörig fühlt, so verhalten. Es scheint zuerst einmal einfacher, innerhalb des festgefügten Rahmens zu verbleiben. Die für die Entwicklung der Individualität notwendigen Veränderungen sind unbequem und machen Angst vor dem Verlust der Gruppenzugehörigkeit.

Durch diese zweckgebundene Bequemlichkeit beschränken wir jedoch unsere eigene „kindliche" Neugierde, unsere Eigendynamik und die Begierde auf andere Lebensimpulse. Es wird alles hingenommen wie es ist, Varianten werden überhaupt nicht mehr betrachtet. Nun ist ja auch nicht alles „schlecht", was Tradition heißt oder damit verbunden ist. Und so scheint es, als müsse geschehen, was schon immer so gewesen ist: Juristenkinder werden Anwälte; Handwerk wird scheinbar vererbt; Verlobung, Hochzeit und dann das erste Kind. Es war schon immer so, dass man Älteren nicht widerspricht, und manchmal ist es auch noch immer so, dass man sich einen Partner innerhalb der eigenen Schicht zulegen soll.

# Raus auf die Bühne!

Menschen, die diesen „vererbten" Intentionen folgen, orientieren sich häufig zu sehr am Außen. Die Auffassung der anderen Gruppenmitglieder ist für sie das Maß aller Dinge. Die dazugehörigen Anpassungsmuster werden in den meisten Fällen bereits in der Kindheit entwickelt. Die Verhaltensweisen oder Ansichten der Generationen vor uns, der Familie oder des bestehenden sozialen Gefüges werden kritiklos nachgeahmt bzw. übernommen. Durch die Erfüllung der jeweiligen, speziellen Regeln der Gemeinschaft entstehen Zugehörigkeit und scheinbare Sicherheit.

„Gemeinsamkeit macht stark" – so sind zweckgebundene Notgemeinschaften entstanden, die sich vereint gegen einen Feind zu verteidigen scheinen. Nun ist es allerdings so, dass bei diesem Prozess, in dieser Notgemeinschaft, jeder Mensch einen Teil von sich abspaltet um existieren zu können. Und zwar genau den individuellen, neugierigen, nonkonformistischen Anteil, welcher – wie wir uns unschwer vorstellen können – etwas störend wirkt in Situationen, in denen Gruppengeschlossenheit notwendig scheint – und manchmal auch ist.

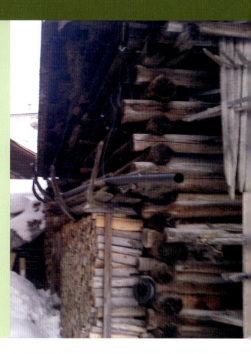

Diese Abspaltung stellt sich dabei als Zweiteilung in einen bewussten und einen unbewussten Anteil dar und ist in jedem Menschen vorhanden. Wir sperren sozusagen unser „inneres Kind" sorgfältig in die Kammer zu den anderen abgelegten Sachen; gut verpackt und versteckt, manchmal geschickt dekoriert. In diesem unbewussten „Schatten"-Anteil befinden sich die Erlebnisse und Prägungen eines Menschen, die innerhalb einer Gruppe unerwünscht waren und die der Betreffende daraufhin an sich selbst nicht wahr haben möchte, da sie von den anderen und infolgedessen von ihm selbst nicht akzeptiert sind.

Das Leben wird als Verpflichtung, als ein „ich muss" verstanden und ist scheinbar von außen gesteuert. Betrachtet man die jeweilige Familienstruktur über Generationen hinweg, so finden sich hier besonders massive verdrängte Potentiale. Je stärker sich ein Familienmitglied angepasst hat, desto stärker ist die Verdrängung. Dieses verdrängte Potential blockiert die Individualität des Menschen. In dem Maß, wie jemand verdrängt hat, in dem Maß ist auch die Individualität verschüttet.

Gerade in traditionellen Mehrgenerationenhaushalten finden sich solche starken Verdrängungen. Nicht nur in der so genannten guten alten Zeit sondern auch in unser Jahrhundert haben sich, verstärkt durch die Traumatisierungen der Weltkriege, solche Muster in und über die Nachkriegszeit hinaus „gerettet".

*Alle jene Anteile des Menschen, die nicht gruppenkonform sind, werden in Anpassungssituationen verleugnet und verdrängt.*

*Im Individualisierungsprozess entwickeln sich Trotz und die Wahrnehmung eigener Bedürfnisse, Individualität gibt Impulse und initiiert Veränderungen.*

*Die innere Stimme macht sich hörbar bemerkbar und ihre Wahrnehmung sorgt jetzt dafür, dass bisherige Gewohnheiten hinterfragt werden, damit sich das Individuelle und Ursprüngliche eines Menschen, der ewig existente göttliche Anteil, befreien kann.*

Das typische homöopathische Mittel für diese Lebenssituation ist **Bromium**. Gekennzeichnet durch Indikationen wie Drüsenverhärtungen, Mumps, aber auch Keuchhusten, Asthma und vor allem Struma.

Die Schilddrüse steht in der Symptomsprache für die Lebensmotivation(en) eines Menschen und der Kropf gilt als typisches Indiz für eine Lebenssituation, in der ein Mensch zuviel der Anerkennung wegen und zuwenig für sich selbst tut und es an Mut und Selbstachtung nicht selten mangelt.

Bromium steht für die Zweck- und Notgemeinschaft, in der man für das Vermeiden von Veränderungen allerlei Ausreden (er)findet und benutzt. Erst muss das Haus fertig sein, dann müssen die Kinder aus dem Gröbsten heraus. Man kann den Partner nicht „hängenlassen" und am Ende hat man sich doch so schön aneinander gewöhnt. Fast jeder von uns kennt solche Beziehungen und nicht wenige von uns leben in einer solchen.

---

### Alle sitzen im selben Boot, künstliche Gemeinschaft.

---

Nach der Gabe von Bromium in einer Hochpotenz zeigt sich, dass die Persönlichkeit ein Leben in alter Gewohnheit führt, das offensichtlich vor der Wiederholung von alten Verletzungen schützen soll. Möglicherweise war die Beziehung zu den Eltern schwierig oder von Kälte gekennzeichnet und der Kampf um Nestwärme hat mürbe gemacht.

Eine Beziehung, in der die eigenen Bedürfnisse unterdrückt werden, scheint Sicherheit zu vermitteln. Die Botschaft von Bromium lautet deshalb:

---

### Befreie dich von ungeliebten Gewohnheiten.

---

Oft ist es der angeheiratete Partner, von dem Anpassung im höchsten Maß erwartet und gefordert wird. Der oder besser die eine kennt es vielleicht selbst, denn diese Situation wird hauptsächlich von Frauen erlebt.

Familiensituationen, in denen schwiegerelterliches Wort Gesetz ist, Dankbarkeit erwartet wird für die „Aufnahme" in die Familie und Widerspruch nicht vorgesehen ist, waren keineswegs nur das Problem scheinbar rückständischer Migrantenfamilien, sondern, besonders in den ländlichen Gegenden, einfach Nachkriegsrealität. Oft gut gemeint und aus dem verständlichen Wunsch entstanden, die Familie in der Not zusammenzuhalten bzw. „durchzubringen", haben diese Verhältnisse Ansichten und Verhaltensmuster einer ganzen Generation geprägt.

Beide Anteile, Anpassung und Individualisierung, sind gegensätzlich, so dass sie irgendwann nicht mehr vereinbar sind. Dabei wird der tradierte Anteil, die Anpassung an die Gruppe, von Ängsten und Befürchtungen regiert. Die eigene Individualität wird hierbei noch verdrängt. So hat der Mensch das Gefühl, sich in einer Gefahrensituation zu befinden:

**Je stärker der Grad der Polarisierung dieser beiden Anteile ist, desto bedrohlicher wird die Individualität wahrgenommen. Desto mehr Angst hat der Mensch vor sich selbst, vor dem eigenen kreativen Lebenspotential, das durch Anpassung blockiert ist. Zunächst ist die Furcht vor Neuem und der Unberechenbarkeit größer als die Neugierde und das Bedürfnis nach eigenständiger Entwicklung.**

Ein typisches Verhaltensmuster in dieser „Gefahrenzone Individualität" ist Rückfall in kindliche Anpassungsmuster. Parallel zur Verdrängung des individuellen Anteils manifestieren sich die kindlichen Nachahmungsmuster. Anlehnungsverhalten und die scheinbare Hilflosigkeit assoziieren beim Gegenüber Gruppenkonformität und hierarchische Anpassung bzw. Unterwerfung und sichert die Versorgung.

Die Anpassung bleibt als unterschwelliges Verhaltensmuster vorhanden und wird immer dann gern hervorgezaubert, wenn der Anlass passend scheint: „Der HERR Soundso will das so." „Das hat ER aber so gesagt." Obwohl die Situation, in der die Anpassung notwendig schien, überhaupt nicht mehr vorhanden ist, z.B. weil die jahrelang gepflegten Schwiegereltern inzwischen gestorben sind, ist das Verhalten aus dieser Lebensphase erhalten geblieben.

# Bewertungen auflösen

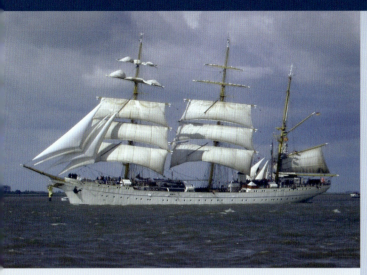

Eine Bewertung ist die emotionale Sicht auf eine Erfahrung in einem konkreten Kontext.

Bewertungen entstehen, weil wir nicht die Erfahrung selbst unabhängig betrachten, einschätzen, nachfühlen und verarbeiten.

Wir sind vielmehr darauf fixiert, wie unsere Umgebung, unser „Gesamtzusammenhang" auf die konkrete Erfahrung bzw. unser Verhalten darin reagiert und bewerten im Grunde diese Reaktion als unsere Erfahrung. Solche Bewertungen sind fremdbestimmt.

Eine Liebe, der langfristig keine Gegenliebe entgegengebracht wird, kann so, wenn das Ziel verfolgt wird, einen Partner für die Ewigkeit zu gewinnen, eine schmerzvolle, tragische Erfahrung sein.

Ebenso jedoch könnte diese Liebe dankbar als wunderbare (wenn auch schmerzhafte) Erfahrung, als Bereicherung für die eigene Gefühlswelt und als Entwicklungsimpuls begriffen werden.

Wir haben die negative Bewertung dieses Lebensereignisses aufgehoben und können so die Erfahrung annehmen.

Mit fortschreitendem Individualisierungsprozess, vielleicht durch homöopathische Arzneien gefördert und beschleunigt, sind jedoch die gestauten Energien kaum noch aufrecht zu erhalten. Das Leben soll endlich nach den eigenen Spielregeln gestaltet werden. Das Bedürfnis nach Selbstbestimmung nimmt klarere Formen an. Um diesen Prozess zu aktivieren, ist es notwendig, die bisher vorhandenen Bewertungen immer mehr aufzulösen. Aber was bedeutet das eigentlich: eine „Bewertung auflösen"?

Es spielt eine erhebliche Rolle, wie stark der Entwicklungsimpuls mit unseren bisherigen Glaubenssätzen und Zielen übereinstimmt. Dabei bestimmen die persönliche Lebenssituation und die gesellschaftlichen Rahmenbedingungen, ob wir eine Erfahrung oder Entwicklung als positiv oder negativ einstufen. Voraussetzung für eine Lösung von Bewertungen wäre aber, dass die eigenen Vorstellungen nicht als starres Muster, sondern als Varianten wahrgenommen werden können. Die eigenen emotional bewerteten Erfahrungen stehen im Grunde als Matrix von Möglichkeiten, als Spielfeld, zur Verfügung. Der Mensch prägt sein Schicksal durch die Vielzahl seiner Möglichkeiten selbst.

Wir sollten uns also nicht von immer demselben fest strukturierten Muster bestimmen lassen. Nur müssen wir die Varianten und Möglichkeiten auf diesem Spielfeld auch kennenlernen (wollen). Dafür benötigen wir als Basis einen Bezug zu unserer eigenen inneren Stimme, unserem „Wahrnehmungsorgan", unserer Individualität. So gibt es tausende von Spielvarianten, von Möglichkeiten, in denen man sich verlieren kann, die ausprobiert und gelebt werden können und wollen. Die „innere Stimme" teilt mit, was das Individuum selbst plant, welche Position es innerhalb einer „natürlichen" Gemeinschaft einnehmen will.

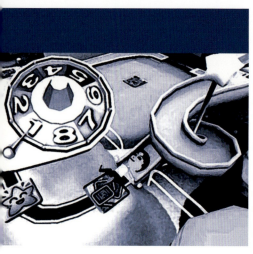

Wird aus dem Einzelspiel vieler ein Zusammenspiel, so entsteht ein gemeinsames Ganzes innerhalb einer natürlichen, sich scheinbar zufällig aufbauenden harmonischen Sozialstruktur.

Leider sind viele Verhaltensmuster noch von ungefilterter Nachahmung geprägt und die Bewertung der eigenen Entwicklungsschritte erfolgt noch allzu häufig über die Resonanz aus dem Außen. Das führt uns zu den Begrenzungen unserer Entwicklung. Weg von der reinen Nachahmung, hin zu eigenen Ausdrucksformen und jeder daraus resultierenden neuen Erfahrung kann jetzt das Vertrauen in die eigene Kreativität und die eigenen Potentiale zu einem gesunden Selbstwertgefühl und Selbstbewusstsein wachsen.

Mit dem Bewusstsein der Wahlfreiheit und Emotionshoheit aktiv leben und diese gestalten, das ist erfülltes Leben. Ob der Einzelne dann dazu neigt, sich einem Lebensentwurf ganz zu widmen, ob er sich alle sieben Jahre oder wie und wann auch immer neu definiert, ob der eine Tradition lebt und der andere Avantgarde, das sind individuelle Entscheidungen.

Dabei muss durchaus nicht jedes Rad neu erfunden werden. So mancher wird in seinem Individualisierungsprozess feststellen dürfen, dass einige der „alten" Ansichten seiner Persönlichkeit in freier Entfaltung sogar noch mehr ihm selbst entsprechen, als dies unter Zwängen vorstellbar war. Hat man verinnerlicht, dass auch aus schmerzhaften Erfahrungen Chancen resultieren, wenn man das Ruder des eigenen Lebens übernimmt, so wird man nicht nur Wünsche, sondern auch bewusst eine adäquate Realität kreieren.

Wenn wir uns für den Anfang einmal bewusst machen, wie stark die Bewertungen, Glaubenssätze und Sichtweisen das Außen definieren und wie groß die Kreativkraft eines Menschen ist, so wird uns klar, in welchem Umfang wir unsere Lebensumstände selbst gestalten. Ein „ich muss", ein „ich kann doch nicht, weil" und erst recht ein „aber" werden in dieser eigenverantwortlichen Sicht geradegerückt. Und so wird aus dem „Müssen" ein „Wollen", aus dem „Nicht-Können" ein „Nicht-Wollen" und aus dem „Aber" ein „Nein".

Selbstverantwortung heißt vor allem, sich die eigenen Wahlmöglichkeiten bewusst zu machen. Niemand „muss" mit einem ungeliebten Partner zusammenleben; niemand „muss" die anstrengende berufliche Position oder die an sich als peinlich empfundene Familienfeier weiter ertragen. Tut man dies dennoch, so wurde im besten Fall eine bewusste Entscheidung getroffen, diese Situation aufgrund eines höher bewerteten Zieles weiter aufrecht zu erhalten. So stellt sich auch im scheinbaren Kompromiss die gelebte Eigenverantwortung dar.

Nur was, um Himmels willen, ist dabei eine „adäquate Realität"? Maximaler Erfolg? Optimierung? Selbstprogrammierung im schlechtesten Sinne? Ganz sicher nicht. Es geht auch nicht darum, den eigenen Motivationszyklus so lange zugrunde zu manipulieren, bis vorauseilender Gehorsam und Selbstzensur zu einem scheinbar besten Erfolgserlebnis führen.
Nicht systemkonformes Funktionieren ist das Ziel der Individualisierung, sondern der Prozess des Suchens und Findens der ureigensten Lebensposition und die gestalterische Freude in eben diesem Prozess.

# Selbst-Bewusstsein, - Wert und -Achtung

## Selbstwert-Mangel

### Genetisch / Karmisches Störfeld

- „Sich unerwünscht fühlen"
- Tiefer Glaube, nicht „würdig" oder „überflüssig" zu sein
- Häufig pränatale Erfahrung der Ablehnung

### Chronisches Störfeld

- „Kulturelle Bewertungen"
- Unterschiedliche Bewertungen der Geschlechter oder des „Geburtsranges"
- „Nur ein Mädchen" sein
- Der „Zweitgeborene"

### Akutes Störfeld

- „Unerfüllte Ansprüche"
- Hohe eigene Ansprüche an andere oder die eigene Position
- Nicht kommunizieren, leben ohne Lebensfreude

Echter Selbstwert ist vor allem Unabhängigkeit und mentale Gelassenheit, sich frei zu machen von übernommenen Bewertungen, Hierarchie- und Image-Denken. Im Rahmen des Erfahrungsprozesses werden zum Glück solche Kunstgriffe immer unnötiger. Was nie endet, ist die Suche nach dem Weg, nach der so wichtigen positiven Umsetzung. Hier kommt die Selbstachtung ins Spiel: Wie bleibe ich bei mir, wie fordere ich Achtung ein, ohne mit "Machtansprüchen" mangelnden Selbstwert zu kompensieren, und was ist das eigentlich, ein „guter" Kompromiss?

Untrennbar verbunden mit der Thematik der Bewertungen und ihrer Auflösung ist die Selbstwertthematik. Im Grunde handelt es sich dabei um die „Selbst-Be-Wertungsthematik". Auf ihr bauen die Themen Selbstwert, Selbstachtung und Selbstbewusstsein erst auf.

Dabei spielen die drei großen Aspekte der Selbstwert-Mangel-Thematik zusammen: Eine tiefe Prägung des sich unerwünscht Fühlens, das chronische Störfeld kultureller Bewertungen sowie nicht kommunizierte unerfüllte eigene Ansprüche.

Denn genau hier machen wir unseren ersten eklatanten Fehler: Wir leiten unsere Position innerhalb der Gruppe, Gemeinschaft oder Gesellschaft tatsächlich daraus ab, wie diese Gruppe uns bewertet. Gern vergessen wir dabei, dass wir selbst diese Gruppennorm mitbestimmen und prägen.

Es ist also primär unsere eigene geprägte Sichtweise, die wir der Gruppe unterstellen. Was gelegentlich bequem ist, da wir uns so herausreden können: Wir waren das doch überhaupt nicht, sondern der Gruppenzwang, ein höheres Ziel, der kompetente Dritte etc. hat uns diese oder jene Bewertung oder Sichtweise sozusagen aufgenötigt. Merken Sie etwas? Wir sind raffiniert.

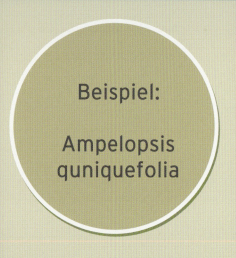

# Beispiel:

# Ampelopsis quniquefolia

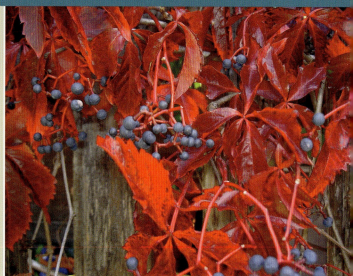

Die Basis der Lebenssituation von Ampelopsis sind unterdrückte Gefühle, resultierend aus einer frühkindlichen, pränatalen oder karmischen Prägung des unerwünscht Seins. Häufig handelt es sich um eine vorangegangene Abtreibung oder einfach nur die Gedanken der Mutter daran, einen Abtreibungsversuch oder die unbewusste Ablehnung der Eltern oder eines Elternteils gegenüber dem Kind, ohne die Abtreibung als letzte Konsequenz zu nutzen.

Mit Ampelopsis werden die tiefe Urangst der unerwünschten Seele, der schmerzvolle Kampf um das "ins Leben dürfen" und die Überwindung, sich diesem Kampf zu stellen, sichtbar. Die Ablehnung des Lebens, die fehlende Lebenslust, wird über den Trotz, der aus der vermeintlichen Ablehnung durch die Umgebung resultiert, geheilt.

Ein neueres homöopathisches Mittel, welches bei der Selbstwertstabiliserung eine große und gute Rolle spielt, ist Ampelopsis quinquefolia, der Wilde Wein. Der Wilde Wein ist eine Kletterpflanze, die an Häuserfassaden und hohen Zäunen zu finden ist. Im Herbst färbt sich die sonst grüne Pflanze karminrot. Sie bevorzugt nicht zu feuchten Boden. Der Verzehr ihrer für den Menschen ungenießbaren, erbsengroßen, schwarz-blauen Beeren erzeugt vorübergehende Taubheitsgefühle in Mund und Rachen. Die auch als Selbstkletternde Jungfernrebe bezeichnete Pflanze besitzt zusätzlich Haftscheiben und ist so in der Lage, auch ohne Rankhilfe zu klettern. Übersetzen wir die Signatur dieser Pflanze, so sucht Ampelopsis die Anlehnung und Anbindung, ist jedoch auch ohne Hilfe aus sich selbst heraus in der Lage zu wachsen und sich zu entwickeln.

Der Mensch in der Ampelopsis-Lebenssituation möchte, aus erfahrener Abweisung und Enttäuschung resultierend, Emotionen dosieren und zeigt sich als typischer „Spätblüher", der seine vollen Fähigkeiten erst mit gewachsener Sicherheit in späteren Reifesituationen darstellen kann und will, dabei aber dennoch anscheinend gefühllos, „sprichwörtlich" taub und spröde wirkt. Ampelopsis als Kletterpflanze, die unterstützt werden muss, steht analog für die Persönlichkeit, die äußere Stabilität benötigt, um existieren zu können.

---

Der Kampf ums Überleben
oder die unerwünschte, abgewiesene Seele.

---

In der Homöopathie zeigt Ampelopsis folgende Gemütssymptome:

- Fehlende Zugehörigkeit,
- Neid,
- Eifersucht,
- Trauer,
- Depression,
- Gefühl der Verlassenheit und
- Verlassensangst.

Auf der körperlichen Ebene finden wir die

- Wassersucht - Emotionen werden gebunden und bleiben unter der Oberfläche, Symptome wie
- Kollapsneigung,
- Nierenerkrankungen,
- Schwierigkeit mit dem Harnleiter,
- komatöser Schlaf und
- chronische Katarrhe.

Diese Symptome weisen allesamt darauf hin, dass das Gefühl der fehlenden Zugehörigkeit bearbeitet werden soll.

In den Arzneimittelprüfungen zeigen sich vornehmlich

- Nackensymptome, z.B.
- Kältegefühle bis in die Schulterblätter,

den „Wurzeln der Engelsflügel", als Symbole für Erwartungen bzw. Erwartungsängste und die fehlende Leichtigkeit.

Diese Ängste sind teilweise verbunden mit einem körperlichen Ausdruck wie

- Embryonalhaltung - sich ducken, sich verstecken wollen.

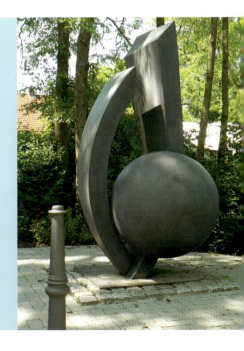

Vor einiger Zeit suchte ich für einen kleinen Patienten, einen Jungen von sieben Jahren, passende homöopathische Arzneimittel für seinen Reflux, den er von Geburt an hatte. Er sollte deswegen operiert werden. Jan, ein ansonsten freundlicher, sympathischer, lebendiger Junge, wurde damals bei jedem Gefühl von Ablehnung durch andere aggressiv. Er warf dann mit Gegenständen, schlug auch ab und an zu oder versteckte sich. Diese Aggression stand in keinem Verhältnis zu seinem überaus sensiblen, feinfühligen, hilfsbereiten Wesen, das er sonst auch anderen gegenüber zeigte.

Bei der Durchsicht der Arzneien für die Nieren traf ich auf das mir bis dahin von der Bedeutung unbekannte Ampelopsis quinquefolia. Dieses gab ich Jan in die Hand und es „kribbelte", also ging er in Resonanz. Da mich die Bedeutung der Arznei interessierte, beschloss ich diese mit einigen feinfühligen Testern zu prüfen. Das Mittel stand uns in der Potenz C10.000 zur Verfügung.

## Die mentale Arzneimittelprüfung:

Um die mentale Wirkung eines homöopathischen Arzneimittels mit hoher oder höchster Potenz zu prüfen, nehmen die Prüfer die Arznei für längere Zeit in die Hand. Oft entstehen zu Beginn einige wenige körperliche Symptome. Doch schon bald ergeben sich vor dem „inneren Auge" - bei meist geschlossenen Lidern - Bilder, die manchmal sogar als kleine „Filme" ablaufen können.

Begleiten wir einmal eine Prüferin/einen Prüfer bei einer mentalen Arzneimittelprüfung und lassen wir uns einmal beschreiben, welche Symptome und Bilder dabei erzeugt werden. So erfahren wir, welchen Impuls die homöopathische Arznei der Persönlichkeitsentwicklung gibt.

Die Prüfenden erleben und berichten eigene Reaktionen und Erfahrungen, die zum Thema der jeweiligen Arznei gehören. Manchmal handelt es sich um konkrete Erlebnisse. Bei sehr hohen Potenzen, z.B. C MM, sind es oft Bilder und Symbole, die tiefe, archaische Entwicklungsthemen darstellen.

Diese Bilder entstehen aus der Resonanz der Arznei mit den eigenen inneren gespeicherten Erfahrungen und Erlebnissen. Nach einer Reihe solcher mentaler Arzneimittelprüfungen wird der gemeinsame Nenner der Symptome und Empfindungen der Prüfenden herausgearbeitet und die Bedeutung und die Symbolik der homöopathischen Arznei entschlüsselt.

Bei der therapeutischen Anwendung kann sich die Thematik des Arzneimittels dem Patienten sowohl als psychologische Bedeutung oder Muster, aber auch als Botschaft, Entwicklungstendenz oder Aufgabe offenbaren. In welcher Form sie sich zeigt, hängt von vielen unterschiedlichen, auch persönlichen Faktoren ab. Einer dieser Faktoren ist die Qualität der bewussten und auch unterbewussten emotionalen Verknüpfungen in der Persönlichkeit des Patienten. Diese werden aufgrund seiner individuellen Erfahrungen, die er real gemacht hat, geprägt und von ihm selbst bewertet.

---

Prüfung: Ampelopsis quinquefolia
C 10 000, Prüferin weiblich

„Ich empfinde inneres Zittern überall, Schüttelfrost zieht von der Wirbelsäule hoch, ein Gefühl, dass mir etwas im Nacken sitzt. Möchte mich wie eine Schildkröte in den Körper verziehen. Das Gefühl im Rücken ist eklig. Ich muss mich zusammenkrümmen." Wickelt ihren Kopf in ein Tuch. „Jetzt wo ich den Kopf eingewickelt habe, lässt das Zusammenziehen etwas nach. Intervallartig schüttelt und zittert es. Es ist etwas Bedrohliches. Ich muss Kopf und Nacken einziehen." Schnauft immer wieder. -

„Ich versuche ruhig zu bleiben und den Atem anzuhalten, aber dann ersticke ich fast. Möchte den Kopf gerade machen, aber das Genick tut weh. Ich habe das Gefühl, jemand wolle mir in den Nacken beißen, dass hinter meinem Nacken etwas passiert. Der siebente Halswirbel schmerzt, erwarte Stiche. Mit dem Tuch um den Kopf fühle ich mich etwas sicherer. Ich sehe riesige Kanülen, das ist es. Es sticht jemand mit Nadeln herum. Wenn ich nicht aufpasse, sticht es mir in den Nacken. Ich bekomme keine Luft." - Hält sich den Nacken. - „ ... Am liebsten würde ich den Kopf in den Nacken legen, aber dann gebe ich den Hals frei, was auch bedrohlich ist. Je mehr ich versuche, mich halbtot zu stellen, desto bedrohlicher wird die Atemnot. Ich weiß nicht, was ich machen soll. ...

Es entstehen krampfartige Schmerzen über dem Ohr rechts und links in den Hinterkopf. Versuche den Atem anzuhalten, möchte keinen Mucks machen, ersticke aber fast gleichzeitig. Es ist ein Krampf. Ich muss den Kopf halten. Wenn das nicht wäre, wäre ich schon nicht mehr da. Das Bedrohliche lauert förmlich. Es geht nicht weg. Kann doch nicht die ganze Zeit sitzen und halbtot spielen. Ich sehe nur eine riesige Nadel. Es ist so, als ob ich wie ein Käfer aufgespießt werde. Ich sehe eine Kanüle. Es stochert einer mit der Kanüle herum, haarscharf an mir vorbei.

Der Kanüle auszuweichen scheint zuerst ein Spiel. Es ist keine Kanüle. Es ist etwas Metallenes, vielleicht eine … Stricknadel. Es sind mehrere Stimmen da. Jetzt habe ich das Gefühl, mich vor dem Gerät zu verstecken.

Jetzt bekomme ich Unterleibsschmerzen. Habe einen stechenden Schmerz am Hinterkopf. Irgendwo ist überall Flüssigkeit, Blut. Habe ein benommenes Gefühl. Die Panik ist weg. Werde jetzt müde. Unterleibsschmerz habe ich immer noch und drifte nun wie weg. Sehe jetzt alles wie von außen. Der Schmerz im Unterleib verschwindet. Jemand hat mein Haus genommen, mich verjagt. Es waren zwei Frauen, zwei Engelmacherinnen und eine Schwangere. Alles ist stümperhaft, wenig routiniert. Jetzt bin ich eine Seele, die immer weiter und höher steigt. Wut auf die Engelmacherinnen. Ohnmächtig, fassungslos. Kannst nichts machen. Gefühle im Hals, als ob sie es nicht schlucken könnte. Jemand entscheidet über mich und ich kann nichts machen."

In dieser Arzneimittelprüfung zeigt sich eine bedrohliche Situation, die sich auch nicht zum Positiven wendet und mit der Vertreibung aus dem Leben, dem Tod endet. Diese Geschichte scheint eine tief eingeprägte Erfahrung einer Abtreibung zu sein, die ein Gefühl von Fassungslosigkeit und Ohnmacht anderen gegenüber hinterlassen hat.

Diese schon pränatal oder schon in einem Vorleben geprägten Gefühle sind in einem Menschen tief verankert und bestimmen seine Verhaltensweise. In Menschen, die sich nicht geachtet und in ihrem Leben scheinbar grundlos weggeschickt fühlen, kann ein Erlebnis von Abtreibung unbewusst fest verankert sein. In weiteren Arzneimittelprüfungen bis hin zur Potent C MM, deren Ausführungen hier den Rahmen sprengen würden, wurde aus dem Gefühl, auf andere angewiesen zu sein oder zumindest geachtet werden zu müssen, eine immer tiefere Verankerung des eigenen Gefühls von „So wie ich bin, bin ich richtig".

Der Entwicklungsweg von „Überleben können" bis hin zur natürlichen Selbstachtung ist der Erkenntnisprozess der Arznei Ampelopsis quinquefolia.

Meinem kleinen Patienten Jan bin ich äußerst dankbar, dass ich durch ihn diese absolut tiefgehende Arznei bearbeiten und erkennen musste. Ampelopsis quinquefolia ist seitdem eine häufig angewendete Arznei, die vielen Patienten zur stärkeren inneren Sicherheit verholfen hat.

.

## Signatur und Psychologische Bedeutung von Ampelopsis quinquefolia

Ampelopsis ist das Trainingscamp des Selbst-Seins, der Ablösung von karmischen oder pränatalen Mustern und Bewertungen und der Überwindung von Ängsten. Die Aufgabe eines Menschen, der sich in einer Ampelopsis-Situation befindet, ist es, Durchsetzung zu lernen, die versteckt-geduckte Opferhaltung und das Gefühl der fehlenden Anerkennung und Zugehörigkeit zu überwinden und letztendlich Selbstbewusstsein und Selbstachtung zu trainieren.

Leben wir unseren Selbstwert, so fordern wir unsere natürliche Position ein und füllen diese aus. Rivalitäten lösen sich auf und ein „unterdrückter Machtanspruch" als Kompensationsmuster wird unnötig. Die Bewertung der eigenen Fähigkeiten wird von der Würdigung durch andere befreit.

Ampelopsis ist ein sehr schönes Beispiel dafür, wie homöopathisches Denken funktioniert. Die Signatur der Pflanze, ihr Verhalten, ihre Bedürfnisse, ihre Entwicklungsphasen - vom Klettern, der Färbung bis hin zum beispielsweise spezifisch „tauben" Geschmack der Frucht - geben uns bereits Hinweise darauf, welche Information das homöopathische Mittel für uns bereithalten könnte. Die entsprechenden Arzneimittelprüfungen runden dieses Bild ab bzw. bestätigen es in gewissem Sinne.

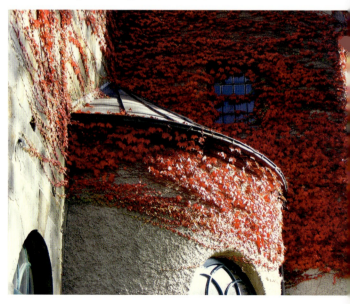

# Das Behandlungskonzept

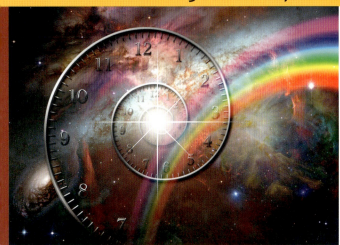

Eine kreativ homöopathische Behandlung besteht im Grunde aus vier Behandlungsschritten, die fließend ineinander übergehen und nicht klar voneinander abgrenzbar sind. Wichtig ist, dass all diese Aspekte berücksichtigt werden. Um die Behandlung grundsätzlich nachvollziehen zu können, sollten die einzelnen Schritte verstanden und verinnerlicht werden.

- Entgiftung
- Behandlung des akuten Konfliktes
- Behandlung alter, verdrängter Konflikte
- Behandlung der Probleme der Vorfahren

Bevor es zum ersten Termin in der Praxis kommt, füllt der Patient einen homöopathischen Fragebogen aus. Mit diesem Fragebogen ist es wie mit allen Fragebögen – manche Punkte leuchten uns ein, mit anderen können wir nicht sofort „etwas anfangen". Viele Patienten stöhnen oder zögern angesichts des scheinbar umfangreichen zwölfseitigen Fragebogens. Im Grunde enthält dieser jedoch „nur" ca. 60 Fragen, viele von ihnen haben bereits anzukreuzende Antwortmöglichkeiten und ausreichend Platz, die Probleme, welche behandelt werden sollen, zu beschreiben. Des Weiteren werden dem Patienten Grundlagenfragen zu seinen bisherigen Krankheiten gestellt: Infektionskrankheiten, Kinderkrankheiten, Allergien, Anfälligkeiten und all die Dinge, die bisher in seinem Leben eine Rolle gespielt haben. Auch Verletzungen und Schocks sind wesentlich. Es folgt der psychologische Teil, in dem Kummersituationen, Beziehungsthemen, Themen zu den Eltern, zu der Partnerin oder dem Partner, zu den Kindern usw. erfragt werden. Einige allgemeine Fragen runden das Bild ab.

Für die Homöopathie und besonders für die Kreative Homöopathie ist es wichtig Hintergrundinformationen zu erhalten, um feststellen zu können, auf welcher Basis, auf welchem Terrain sich die zu behandelnde Krankheit aufgebaut hat. Die einzelnen Krankheitsebenen, beginnend mit der Genetik, der Kindheit bis zum aktuellen Zeitpunkt, bilden das Terrain für das „Heute".

Die Erkrankungen und die Symptome werden symbolisch-psychologisch betrachtet, so dass der Verlauf der Krankheiten über das gesamte bisherige Leben hinweg einen Entwicklungsweg des Patienten aufzeigt. Die Symptome und Krankheitsbilder zeigen die Konflikte und Probleme des Patienten, die er zu lösen gedenkt. Viele Fragen, die der Patient für sich selbst vielleicht bisher nicht verstanden hat, lassen sich durch die Symbolsprache der Symptome erkennen. Im Therapiegespräch, das dem Ausfüllen und Auswerten des Fragebogens folgt, werden die Symptome genau entschlüsselt und miteinander in Relation gesetzt.

Die Analyse der Symptomsprache und die Auswahl der geeigneten Heilmittel werden in der Kreativen Homöopathie nach Antonie Peppler® durch die HOMÖOLOG Computer-Repertorisation unterstützt, eine speziell für die Kreative Homöopathie entwickelte, inhaltlich sehr komplexe, aber leicht zu bedienende Software.

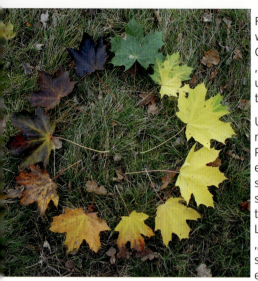

Für einen Therapeuten ist es durchaus erhellend zu sehen, wie ein Patient mit einem solchen Fragebogen umgeht. Im Grunde genommen handelt es sich bereits dabei um ein „Symptom". Wir dürfen ja nicht vergessen, dass jede Mimik und Gestik nicht nur unseren bewussten, sondern gleichzeitig auch unseren unbewussten Anteil ausdrücken.

Und es ist nicht nur so, dass es keinen „Zufall" gibt, auch nichts am menschlichen Verhalten respektive dem eines Patienten ist „Zufall". Das Zögern, ob dieser Bogen Fragen enthält, die unangenehm sein könnten. Die gespielte Hilflosigkeit, weil man doch im Grunde bequem sein möchte und es so viel komfortabler ist, wenn Arzt, Therapeut oder Heilpraktiker einem alle Fakten "aus der Nase ziehen" müssen. Das Lob, welches der eine oder andere erwartet, weil er so einen „riesigen" Fragebogen ausfüllen muss und darf – das ist ja schon fast eine wissenschaftliche Arbeit über einen selbst. Ist es nicht toll, wie wichtig ich bin?

*Der Fragebogen – Prägungen und Verhaltensmuster lesen*

Jenseits dieser liebevoll-ironischen Betrachtung ist es gerade in der Kreativen Homöopathie sehr wichtig, dass der Patient sich selbst versteht. Und unser Fragebogen ist durchaus gerade in diesem Prozess nicht nur für den Therapeuten, sondern auch für den Patienten selbst eine große Hilfe. Wir verstehen unsere Symptome einfach besser, wir achten (auf) sie und spüren (besser), welche Entwicklungsrichtung wir einschlagen.

Natürlich werden gerade in den Antworten auf die psychologischen Fragen unsere Wertungen deutlich: Erlebnisse mit den Eltern sind prägend für das Frauen- bzw. Männerbild. Die Ablehnung durch den eigenen Vater oder die eigene Mutter beispielsweise wirkt oft unmittelbar auf die eigene Genderidentität. Verhaltensmuster wie extreme Selbstkritik oder übertriebener Perfektionismus entstehen so und wirken nachhaltig negativ.

Diese Prägungen können auch im Mutterleib entstehen, weil ein Fötus ausschließlich über die Emotionen der Mutter mit der Außenwelt kommuniziert. Der Fötus übernimmt die Emotionen der Mutter ungefiltert und macht sie zur Basis für sein späteres ihm unbewusst bleibendes Wertesystem.

Ein ähnliches Beispiel für eine solche Prägung ist die Übernahme. Solche Muster entstehen, wenn Kinder sich beispielsweise in die elterliche Beziehung haben einmischen können oder müssen, um dort emotionale Defizite auszugleichen. Die „Mutterglucke", das „Scheidungskind" und der „Klammeraffe" sind dabei Extrembeispiele, es gibt jedoch auch völlig „normale" Abstufungen dieser Problematik. Die Kinder werden in Rollen oder zur Stellungnahme gedrängt, die nicht ihrer Position im Familienkontext entsprechen. Das Kind bezieht Stellung und es werden Prägungen gesetzt, die möglicherweise das ganze Leben anhalten.

Aus diesen Prägungen lassen sich viele Krankheitsbilder ableiten und verstehen. Nun liegt die „Gesundung" von solchen krankmachenden Bewertungen keinesfalls darin, eine Krankheit zu „vernichten". Vielmehr geht es darum, das bestehende blockierende Wertesystem zu erkennen, zu verstehen und eventuell zu verändern.

Solange Situationen zumeist negativ bewertet sind, wiederholen sich diese Symptome so oft, bis sie relativiert werden. Sich wiederholende Erlebnisse liegen z.B. vor, wenn man sich einen oder mehrere Partner sucht, die dem gegengeschlechtlichen Elternteil entsprechen. Diese Wiederholungen dienen beispielsweise dazu, die Ursprungsbewertung oder Beurteilung des gegengeschlechtlichen Elternteils zu entwerten und zu relativieren. Erst dann, wenn wir unsere Emotionen entwertet haben, können wir locker mit unserem Leben umgehen.

In der Kreativen Homöopathie ist es wichtig, sich immer wieder bewusst zu machen, dass Krankheit nicht eine neutrale, sachlich zu betrachtende Störung darstellt, sondern dass es sich bei jeder Erkrankung um einen Entwicklungs- und Erkenntnisprozess handelt, der nachvollzogen werden will, damit man sich befreien und ein glückliches Leben führen kann. Unter diesen Aspekten wird der Fragebogen bearbeitet. Es geht also nicht nur um den Status, der sich in den Symptomen und Krankheitsbildern ausdrückt, sondern um die aktuelle Position auf einem Entwicklungsweg. Im Grunde handelt es sich also um eine dynamische Betrachtung.

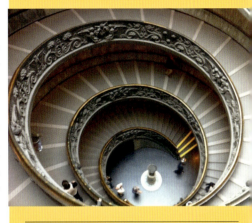

In der Praxis mache ich mir als Therapeutin zunächst ein neutrales Bild und verschaffe mir mit Hilfe des Fragebogens einen vom Patienten unbeeinflussten Überblick. Ohne die nonverbale und verbale Verstärkung des Patienten durch Mimik, Gestik, Körperhaltung, Ausstrahlung und Aura wird ausschließlich die Sprache der (beschriebenen) Symptome „gelesen" und ausgewertet. Der Kreative Homöopath hat gelernt, den Patienten über eine nonverbale Anamnese genau wahrzunehmen. Er vergleicht die Wirkung, die der Patient auf den Therapeuten hat oder haben möchte, mit dem Bild, das aus dem Fragebogen entstanden ist.

Oftmals versuchen Patienten, dem Therapeuten eine zu dem von ihnen selbst gewünschten Persönlichkeitsimage passende Krankheitsursache zu vermitteln. In den meisten Fällen passt beides wunderbar zusammen und führt gleichzeitig viele Meilen von der eigentlichen Ursache der Erkrankung weg.

Auf den ersten Blick wirkt es beispielsweise eher der Leistungsgesellschaft entsprechend, wenn wir von Fall zu Fall von Überarbeitung sprechen. Trotzdem sind die Desillusionierung, die intellektuelle Langeweile oder auch einfach nur die Tatsache, dass wir etwas nicht wollen, ausreichende Motive. Im Sinne der vielzitierten Work-Life-Balance sind sie uns auch nicht neu. Dennoch ist das Bedürfnis, einem Image zu entsprechen, tief in uns verwurzelt. So ist es auch Aufgabe des Therapeuten, dort ausgleichend einzugreifen und für eine wirkende und tiefgreifende Behandlung die Unterschiede zwischen dem Selbstbild unserer Erkrankung und ihren eigentlichen, häufig tiefer liegenden Ursachen herauszuarbeiten.

*An dieser Stelle werden vermutlich einige stutzen. Ist es wirklich so, dass ein Patient einen Therapeuten so (stark) beeinflussen kann? Sicher entspricht das nicht so ganz dem göttergleichen Bild, welches viele Menschen von heilkundig Tätigen und vor allem Ärzten haben – dennoch seien Sie versichert: Es ist so. Menschen gehen immer miteinander in Resonanz.*
*Es verlangt schon gelegentlich weit entwickelte diagnostische Fähigkeiten, um hinter die trickreichen Kulissen eines „erfahrenen Patienten" zu blicken. Mit diesen Fähigkeiten wird kein Heilpraktiker geboren noch ein Arzt von der Universität entlassen. Auch hier ist Erfahrung eine wichtige Basis.*

## Das Erstgespräch

Das **eineinhalbstündige Behandlungsgespräch** beginnt i.d.R. mit der Erklärung dessen, was der Therapeut bereits aus dem Fragebogen herausgelesen hat sowie mit weiterführenden Fragen. Dies kann geschehen, indem die Symptome des Patienten aus der Symptomsprache übersetzt und die ungelösten Konflikte ausführlich erläutert werden. Eine Behandlung „mit Kreativer Homöopathie" soll uns unsere Eigenverantwortung, unsere Entscheidungsfreiheit und unseren Gestaltungswillen nicht nehmen, sondern im Gegenteil, diese Aspekte stärken.

Bei der ist, ähnlich wie in der Psychotherapie, das elternunabhängige Gespräch sehr wichtig. Dabei ist es sinnvoll, die Ergebnisse des Gespräches von dem Kind oder Jugendlichen selbst zusammenfassen zu lassen. Wenn die jeweilige Begleitperson gern unbedingt dabeigewesen wäre, müssen wir letztlich davon ausgehen, dass das Hauptkonfliktthema zwischen diesen beiden Personen, meist Mutter und Tochter oder Sohn, zu suchen und zu finden ist.

Lassen wir uns auf eine kreativ-homöopathische Behandlung ein, ist es von essentieller Bedeutung, dass wir uns als Patienten als Eigentümer unserer Gesundheit - aber auch unserer Symptome und Befindlichkeiten begreifen. Menschliches Zusammenleben basiert auf Hierarchie. Was bedeutet das? Unsere Gesellschaft ist so organisiert, dass ein Teil ihrer Mitglieder immer oder partiell Leitfunktionen ausübt. Dazu gehören beispielsweise in einer bestimmten Lebensphase die Eltern, Lehrer, Ausbilder und Professoren, aber auch Machtpositionen wie die von Politikern. Manchmal entwickeln diese Autoritäten eigene Riten oder eine eigene Sprache.

Die über die Jahrhunderte mit ihrer „Verwissenschaftlichung" einhergehende Latinisierung der Medizin hat unter anderem bewirkt, dass Patienten die Anamnese und die angewandten Therapien nicht mehr verstehen bzw. „durchschauen" sollten und konnten. Dadurch wurde der Patient im gewissen Sinne „unwissend" und lenkbar; ein Umstand, der für den einzelnen Arzt oder Therapeuten durchaus eine einfachere Vorgehensweise versprach. Konnte er doch für ihn scheinbar „unnütze" Diskussionen vermeiden und der Unfehlbarkeitsanspruch geriet nicht in Gefahr. Andererseits haben sowohl diese spezielle Sprache als auch ein von Hierarchien geprägtes Arzt-Patienten-Verhältnis zunehmend dazu geführt, dass Patienten sich als immer unmündiger empfanden und es letztendlich auch waren. In unserer Zeit werden diese Unfehlbarkeitsansprüche zunehmend „aufgeweicht" und nicht nur in der Naturheilkunde hat sich der Arzt oder Therapeut zum Partner des Patienten entwickelt, der versteht, dass Heilung ohne Eigenverantwortung nicht möglich ist.

Auch wenn wir als Eltern uns dies selbst nicht gern eingestehen: Viele der zu Symptomen führenden inneren Konflikte unserer Kinder basieren auf familiären Prägungen oder der Familiensituation, sie haben mit uns Erwachsenen zu tun.

Stellen wir uns einfach vor, unser Befinden wäre ein selbst erbautes wundervolles großes Haus, auf das wir vielleicht lange gespart haben oder welches wir an vielen Wochenenden selbst liebevoll rekonstruiert haben. Zu fast jedem Stein, jedem Detail wie dem aus einem alten Jugendstilhaus ausgebauten Treppengeländer könnten wir eine Geschichte erzählen... Und jetzt versuchen wir, diese Emotionen der Würdigung auf die Betrachtung unserer Befindlichkeit anzuwenden. Ist es da nicht genauso wichtig, unser eigenes Befinden ebenfalls als Eigentum zu behandeln?

Insgesamt sollte man also für den ersten Termin in der Praxis eines Therapeuten der Kreativen Homöopathie, dem so genannten Erstgespräch, wie bei vielen ähnlich arbeitenden Kollegen Zeit mitbringen. Dabei liegt die Auswertung des Fragebogens bereits vor. Das heißt, dass der Therapeut bereits einiges an Vorarbeit geleistet hat, ohne den Patienten zu kennen. Sinn dieser Vorbereitung ist nicht nur, Zeit einzusparen, sondern auch, das Bild der Symptome unvoreingenommen zu betrachten. Durch die energetische Beziehung, die in und während einer Therapie und zwar in jeder Therapie, egal ob Psychotherapie, oder eine klassische medizinische Behandlung, entsteht, kann sich der Eindruck des Therapeuten färben. Wir sind als Patienten, so passiv wir uns auch selbst empfinden mögen, niemals nur „Empfänger".

Dabei sollte man verinnerlichen, dass der Therapeut in einem solchen vorab ausgewerteten Fragebogen nicht nur die Fragen und Aspekte beleuchtet, die eben beantwortet sind, sondern auch jene, die scheinbar unbeantwortet blieben. Zum einen weiß der Therapeut aus der Erfahrung, welche Symptome sich regelmäßig gruppieren. Andererseits werden viele Themen im Fragebogen von beiden Seiten, von der körperlichen und der emotionalen, abgefragt.

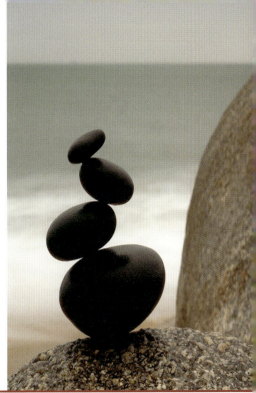

Ein erfahrener Therapeut der Kreativen Homöopathie wird es einer Patientin, die z.B. an chronischer Zystitis leidet, nur schwer „abnehmen", dass in der Kommunikation mit ihrer Umgebung eitel Sonnenschein herrscht. Steht die Zystitis doch für eine Situation, in der verdrängte Gefühle und Verletzungen dringend formuliert werden sollten und das bestehende Illusions- und Harmoniebewusstsein kaum noch aufrechterhalten werden kann. Weisen die Nieren ebenfalls Symptome, z.B. einer Nierenentzündung, auf, so wurden die starren Vorstellungen, wie eine Partnerschaft oder auch eine familiäre oder freundschaftliche Beziehung abzulaufen hat, enttäuscht oder in einer Beziehung verletzt. Im Umkehrschluss kann von den emotionalen Antworten eines Menschen auf Blockaden, auf eine latente Symptomatik oder eine Erkrankungsgefahr, hier z.B. der Nieren, geschlossen werden, ohne dass die Symptome bereits zu Schmerzzuständen geführt haben müssen.

In der Kreativen Homöopathie analysiert und behandelt der Therapeut nicht nur die akuten Symptome, sondern identifiziert auch Blockaden, die selbst nicht symptomatisch in Erscheinung treten müssen. Die Behandlung mit homöopathischen Mitteln beantwortet also unter Umständen auch unbewusste Fragen bzw. bringt unterdrückte Themen in das Bewusstsein.

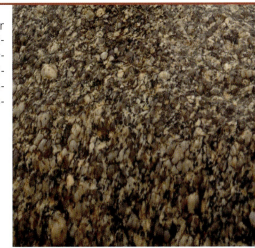

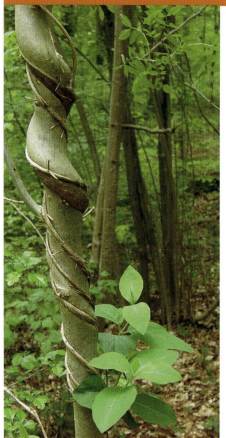

In der Regel kennen Patienten homöopathischer Behandler den Begriff der so genannten Erstverschlimmerung. Sie beschreibt die zunächst einsetzende Verschlimmerung von Symptomen nach der Arzneieinnahme, bevor die lang anhaltende Besserung oder Heilung eintritt. Die Erstverschlimmerung sei ein an sich gutes Zeichen. In der Literatur ist sogar manchmal der „Warnhinweis" zu finden, dass es „je genauer ein homöopathisches Mittel passt und je höher die eingenommene Potenz ist, desto häufiger .... zur sogenannten Erstverschlimmerung..." kommt. Dabei solle man keine weiteren Gaben eines homöopathischen Mittels einnehmen.

In der Regel wird eine „rasche, heftige und kurze" von einer schnellen Verbesserung gefolgte Erstverschlimmerung als Indiz für eine erfolgreiche Behandlung gewertet, eine langsame Verschlimmerung gefolgt von einer langsamen Verbesserung gilt als Hinweis auf eine chronische Erkrankung. Eine Verschlimmerung mit völlig neuen Symptomen gilt als Unverträglichkeit oder als Auftreten einer neuen Krankheit. Hält die Verschlimmerung lang und ohne Besserung an, so könne dies bedeuten, dass ein falsches Arzneimittel gewählt wurde oder dass „die Lebenskraft durch die Schwere der Erkrankung nicht mehr durch ein homöopathisches Mittel angefacht werden kann".

Für den homöopathisch unerfahrenen Menschen hört sich der Begriff „Erstverschlimmerung" grauenvoll an. Die nicht selten angstbetonte Frage danach begegnet den homöopathisch Arbeitenden leider allzu häufig. Als wäre diese mögliche Heilungsphase so eine Art Zahnfee: Du musst ganz brav sein (und alles richtig machen), sonst kommt die Erstverschlimmerung. Das Seltsame dabei ist: Wenn sich nach einer schulmedizinischen Behandlung oder auch einfach nur nach einer Packung Brust- oder Wadenwickel, der Schleim aus den Bronchien löst, wir also hörbar husten, käme niemand auf die Idee, etwas von Erstverschlimmerung zu unken. Der Husten löst sich. Fertig. Kein Anlass, ein Drama zu produzieren, sondern eher erfreulich.

Bei den in der Kreativen Homöopathie verwendeten Hochpotenzen ist eine Erstverschlimmerung nur selten spürbar. Die Wiederholung des jeweiligen Themas findet mit so hoher Geschwindigkeit statt, dass eine Wiederholungsreaktion von uns als Patienten i.d.R. nicht wahrgenommen wird. Die schnell schwingende Hochpotenz wirkt unbemerkt im Gegensatz zur langsam schwingenden Niederpotenz.

Was wir im Anschluß an die Mittelgabe spüren, sind Folgesymptome, die sich aus der jeweiligen Lebenssituation logisch ergeben. Diese Folgesymptome sind nicht nur einfach „neue Krankheiten", sondern vor allem „Hinweise" auf eine Forderung nach weiterer Enttraumatisierung, also ein Hinweis auf die Kompensierung des Basisthemas des Patienten. Diese können, so wie es meist im Zusammenhang mit Einzelmitteltherapien geschieht, nacheinander, also z.B. mit der Gabe von so genannten Folgemitteln, abgearbeitet werden. Die Dramatisierung von Folgesymptomen homöopathischer Behandlung als „Erstverschlimmerung" sollte vermieden und einfach sofort weiter behandelt werden.

Eine junge Frau wird plötzlich von ihrem Lebensgefährten verlassen. In dieser Schocksituation verhält sie sich weiter genauso, wie es ihr Lebensgefährte ihrer Auffassung von ihr erwartet hatte. Ihr Zustand, ihre Verhaltensmuster, sind sozusagen „eingefroren". Ehemalige gemeinsame Gewohnheiten werden beibehalten, obwohl diese nun im Grunde substanzlos sind.

Folgende Arzneien sind unter anderem für diese Themen zuständig:

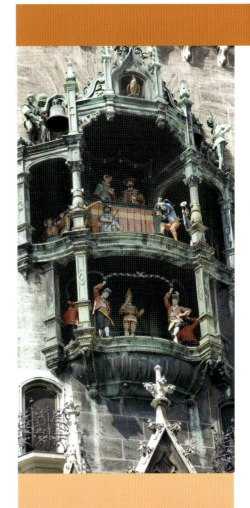

| | |
|---|---|
| Aconitum napellus | Negatives Denken um des Selbstschutzes willen |
| Natrium muriaticum | Kummer, festhalten an Altem |
| Lachesis muta | Unterdrückung der Individualität |

Auch in einer klassischen homöopathischen Behandlung wird eine dieser Arzneien mit ihrem Symptomenbild bei der Patientin zu finden sein. Bekommt die Patientin nun z.B. Natrium muriaticum, dann werden gleichzeitig die Symptome von Aconitum napellus und Lachesis muta aktiviert welche ebenfalls zu ihrem Erlebniskomplex gehören. Diese Themen sind durch Erfahrungen miteinander vernetzt. Wird eines davon angesprochen, werden die damit verbunden Themen ebenfalls angesprochen und emotional und/oder körperlich abgebildet.

Wird die aus der Mittelgabe entstandene Reaktion als „Erstverschlimmerung" verstanden, nimmt sich der Therapeut die Chance, das zentrale Thema und die damit vorhandenen Verkettungen des Patienten aufzulösen. Beachten wir jedoch diese unbewusst geprägten Verkettungen - eine exakte Repertorisation mit dem Computer zeigt die Summe der Themen deutlich - ist es durchaus möglich, diese durch die gleichzeitige Gabe der Mittel in einer Hochpotenz in einem Zug aufzulösen.

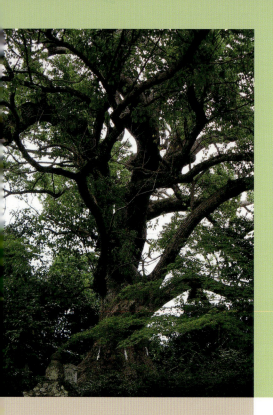

## Zahnpasta vs. Homöopathie

Im Zusammenhang mit homöopathischen Mitteln wird gern behauptet, dass, sollte es notwendig sein, die Wirkung eines homöopathischen Mittels zu stoppen, dies mit Kampfer oder Menthol erreicht werden könne - und bereits eine entsprechende Zahnpasta würde ihr übriges tun. Ohne jenen Kollegen zu nahe treten zu wollen, wollen wir zuerst diese Idee des Therapieabbruchs einmal aus der Perspektive unseres modernen vernetzten Denkens betrachten.

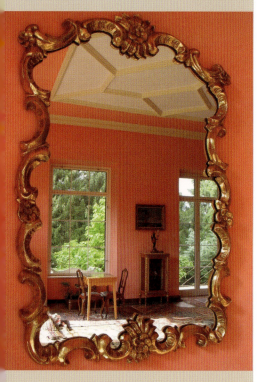

Ein homöopathisches Mittel wirkt erfahrungsgemäß, indem es über das Resonanzprinzip einen traumatisierten, emotional bewerteten Zustand spiegelt. Dabei handelt es sich, wie nicht nur die Kritiker der Homöopathie behaupten, um eine zutiefst „unstoffliche" Angelegenheit. Ist es wirklich wahrscheinlich, dass sich eine geistige Information von grobstofflicher Zahnpasta beeindrucken lässt?

Genauer betrachtet verhält sich der Körper eines Lebewesens wie ein TV-Gerät. Alle Erfahrungen, alle „Programme" laufen gleichzeitig im Hintergrund. Die im Moment gewichtigste Situation, das was am meisten belastet, bildet sich am Körper ab. Wir könnten zu fast jeder Zeit „zappen" und eine andere Thematik „wählen". Lediglich massive Problematiken bilden sich dauerhaft und bleibend am Körper ab.

# Nicht nur das Außen ist „vernetzt"

Die Vernetzung von emotionalen Themen in unserem Inneren wird leichter verständlich, wenn wir uns einmal mit Schlüsselreizen befassen, so genannten Triggern. So wird mit diesen Schlüsselreizen nicht nur vordergründig erkennbar, wann jemand „rot sieht", „grün vor Neid" oder „gelb vor Wut" ist, sondern auch sichtbar, welche unterschiedlichen Reaktionen in Folge eines Triggers, eines Schlüsselreizes, auftreten können. Solche verhaltensauslösenden Reize sind einfach, auffällig und eindeutig, sie können visuell, akustisch, chemisch oder taktil sein.

Aber warum löst dann beispielsweise eintretender Regen bei einem Menschen „erfrischende" Glücksgefühle, bei einem anderen unter Umständen furchtbare Angstzustände aus? Die Antwort muss also im gespeicherten Erfahrungsschatz eines Menschen zu finden sein. Ein glücklicher emotionaler, z.B. ein verliebter Moment, der bei eintretendem Sommerregen erlebt wird, schafft einen positiveren Verknüpfungspunkt wie schwere körperliche Arbeit unter widrigen Witterungsbedingungen.

Auch wenn die jeweiligen Umstände schon lange nicht mehr vorliegen, kann das Eintreten eines Begleitumstandes einer solchen Situation die Emotionen zu diesem Zeitpunkt wieder ins Bewusstsein rufen. Mit der Erfahrung sind fest geprägte Bewertungen entstanden, die die Grundlage für weitere Erfahrungen und deren Wahrnehmung liefern.

Bewertung und Vernetzung beginnen schon in der Gebärmutter. Der Embryo scheint sich mit den Erfahrungen der Mutter zu identifizieren. Dann erfolgt die Geburt des Menschen, die häufig traumatisch verläuft.

Möglichen Schocks aus der Wahrnehmung des Umfeldes heraus folgen die ersten Impfungen. Die nicht nur Infiltrationen darstellen, sondern vor allem durch die Mehrfachimpfungen Belastungsthemen mehr und mehr verknüpfen. Mit zunehmendem Alter kommen immer mehr Erfahrungen aus konkreten Erlebnissen dazu.

HOMÖOPATHIE UND VERNETZUNG

Emotional belastete Erfahrungen werden so lange wiederholt, bis sie relativiert und damit entwertet sind

In der Homöopathie hat Hahnemann die grundlegenden Erfahrungen mit ihren Bewertungen, die sich immer und immer wieder, auch Generationen übergreifend, wiederholen, Miasmen genannt. Diese „alten" Erfahrungen werden durch ähnliche, neue Erlebnisse im Hier und Jetzt erneut angesprochen und aktiviert. Dabei werden alte Wertungen reaktiviert. Negative Bewertungen wirken erheblich stärker als positive. Denn negative Bewertungen behindern eine wertfreie und liebevolle Lebenssicht.

Alle Ereignisse werden mit ihrem Bewertungsmaßstab als Grundlage für spätere Erfahrungen gespeichert. Im Laufe der Evolution sind allein durch die Konfrontation mit den Prägungen von Notsituationen und Naturgewalten Gemeinschaften entstanden, die durch persönliche oder kollektive Traumata und den Überlebenskampf unbewusst "zusammengeschweißt" wurden.

Aus diesen Erlebnissen sind also Bewertungen entstanden, die im Zuge der Entwicklung erst viel später wieder aufgelöst werden. Aus den ursprünglich „echten Notsituationen" hat sich ein Schutzverhalten entwickelt und im Laufe der Zeit überliefert, obwohl die eigentliche Gefahr nicht mehr vorhanden ist. So wird die „schwache Frau" beschützt und noch heute im Hochzeitsritual vom Vater an den Ehemann übergeben. Die ursprüngliche Notsituation ist längst bewältigt, aber die unbewussten Schutzprogramme existieren weiterhin. Auf diese Art und Weise entstanden traditionelle Verhaltensweisen. Durch die Aktivierung solcher bewerteter Erlebnisse geht oft die Unbefangenheit eines individuellen Lebens verloren.

Deshalb werden gerade negative Bewertungen durch das Leben sehr häufig wiederholt, um diese zu relativieren und so die Bewertung zu neutralisieren.

Stellen wir uns noch einmal eine gefüllte Datenbank vor, in der alle Erfahrungen (=Informationen) miteinander verknüpft sind. Hier sind alle einzelnen Informationsblöcke zugleich mit allen anderen verbunden und bilden ein räumliches Netzwerk von Beziehungen.

Unsere pränatalen, kindlichen, traumatischen oder sonstigen Erfahrungen sind in dieser Datenbank mitsamt unseren Beurteilungen abgelegt, die wir selbst geprägt haben. Darüber hinaus sind auch die Erfahrungen unserer Vorfahren mit all ihren Bewertungsmustern über die Genetik in unserem Unbewussten ebenso gespeichert.

Wollen wir diese Prägungen in uns auflösen, muss jede Erfahrung zuerst von ihren unbewussten emotionalen Bewertungen befreit werden. Dieser Prozess geschieht offenbar ausschließlich über die Wiederholung der prägenden Erfahrung. Sie liegt quasi auf Wiedervorlage. Situationen und Themen werden wiederholt durchlebt und bearbeitet, wobei die Bewertung mit jeder Wiederholung emotional relativiert werden kann, aber nicht muss, bis eine Art „wertneutrale", liebevolle, nicht bewertete und somit nicht mehr wertende Erfahrung übrigbleibt.

Erfahrungen sind in keinem Falle Einzelereignisse oder isoliert zu betrachten, sondern in Kausalketten eng miteinander verzahnt und verknüpft.

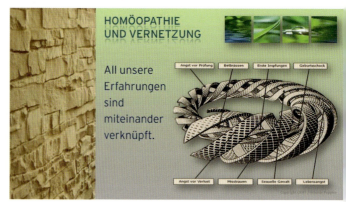

HOMÖOPATHIE UND VERNETZUNG

All unsere Erfahrungen sind miteinander verknüpft.

Jede Erfahrung, die man im Laufe seines Lebens macht, muss bewertet sein, um sich als Persönlichkeit wahrnehmen zu können. Jede Bewertung wirkt als Maßstab für alle folgenden gleichartigen Erfahrungen. Bei einzelnen Erfahrungen spielen immer Dutzende von vorhergegangenen ähnlichen Erfahrungen mit und bestimmen die Bewertung der aktuellen Situation. Zur Bewertung der eigenen Erfahrungen werden auch indirekte, zum Beispiel von den Eltern stammende Erfahrungen als tradierte Überlieferung unbewusst als Grundlage herangezogen.

Der Weg zur Eigenverantwortung des Patienten wird so durch die Beschäftigung mit diesen Einzelthemen und durch die Suche nach deren wechselseitigen Verknüpfungen möglich. Das Unbewusste entspricht in etwa einer Datenbank. Dort sind all unsere Erfahrungen, ebenso wie unsere so genannten Glaubenssätze, die oftmals neue Verhaltensmuster prägen bzw. auslösen oder vorhandene Muster sichtbar machen, als vernetzte Informationspakete abgelegt.

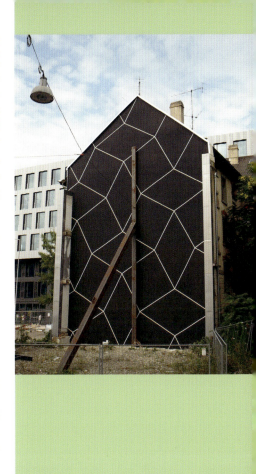

Wissenschaft, Forschung und Telekommunikation verändern und entwickeln sich sprunghaft weiter und vernetzen sich immer stärker. Diese Vernetzung von Themen und Informationen findet jedoch nicht nur im Außen, in der Umgebung von Menschen, sondern vor allem in ihrem Inneren statt. So ist z.B. nicht verwunderlich, dass nicht nur die Zahl der so genannten hochbegabten, sondern allgemein auch die der überdurchschnittlich begabten oder inselbegabten Kinder deutlich angestiegen ist. Der Mensch als selbstlernende Intelligenz, als ein „selbstlernendes Wesen", hat diese Vernetzung mehrheitlich selbst initiiert. Die Vernetzung von Lebensprozessen im Außen spiegelt vielfach innere thematische Vernetzungen und umgekehrt.

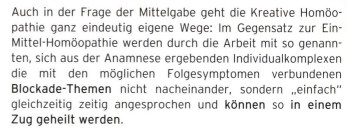

Auch in der Frage der Mittelgabe geht die Kreative Homöopathie ganz eindeutig eigene Wege: Im Gegensatz zur Ein-Mittel-Homöopathie werden durch die Arbeit mit so genannten, sich aus der Anamnese ergebenden Individualkomplexen die mit den möglichen Folgesymptomen verbundenen **Blockade-Themen** nicht nacheinander, sondern „einfach" gleichzeitig zeitig angesprochen und **können** so **in einem Zug geheilt werden**.

Die Homöopathie hat, und dieses Vorurteil ist teilweise ungerecht, den Ruf, eine langsame bzw. langwierige Therapie zu sein. Am einfachsten ist es wahrscheinlich, sich das Ganze als „Tuning" vorzustellen. Während die „Klassiker" ein Mittel lange wirken lassen wollen, um später vielleicht zu einem Folgemittel zu greifen und, häufig noch viel später, ein weiteres Folgemittel verabreichen, also eher die Geschwindigkeit einer Postkutsche anstreben, arbeitet die Kreative Homöopathie unserer Zeit entsprechend mit höheren dynamischen Möglichkeiten.

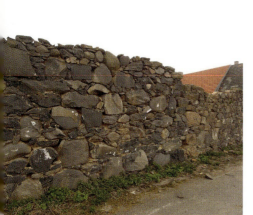

Bei der Behandlung in der Kreativen Homöopathie erhält jeder Patient eine individuell auf ihn abgestimmte Kombination homöopathischer Mittel. Diese ist dazu geeignet, mehrere Symptomfelder gleichzeitig zu behandeln.

Setzen wir voraus, daß jedes homöopathische Mittel ein Spiegel einer Lebenssituation ist und diese immer miteinander verknüpft sind. Spricht der Homöopath nun mit der Gabe einer homöopathischen Arznei in Hochpotenz ein Thema an, reagiert der Patient sofort (oft in nur wenigen Sekunden) mit Symptomen. Diese Symptome beschreiben nun eine Lebenssituation, die mit der Information der gegebenen Arznei verknüpft ist. Homöopathie ist nicht zeitabhängig; können sämtliche Verkettungen identifiziert und berücksichtigt werden, ist der Patient innerhalb kürzester Zeit geheilt. Die krankmachenden Symptomgruppen werden nun abgelöst und machen Platz für andere entwicklungsabhängige Themen.

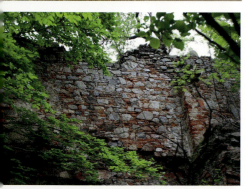

Homöopathie als Resonanztherapie ist ungefährlich, denn nur die Themen, welche in Resonanz treten, also vorhanden sind, sind krankhafte Themen, die ohnehin nochmals wiederholend bearbeitet werden müssen. So schwingt die homöopathische Arznei eine nicht bewältigte (bewertete) Situation an. Die Arznei wirkt wie ein Spiegel. Ist eine Resonanz zum Thema der Arznei vorhanden, wird der Patient offensichtlich nochmals in die bisher nicht bewältigte Lebenssituation hineingeführt - er kann sie nochmals sehen und erleben - kann aber mit den heutigen, vielleicht reiferen Erfahrungen die Situation neu bewerten. Auch bei Neugeborenen existiert dieser Mechanismus, der entweder aus den Erfahrungen der Vorfahren abgeleitet oder, wer diese Sichtweise bevorzugt, aus dem Reinkarnationsgedanken.

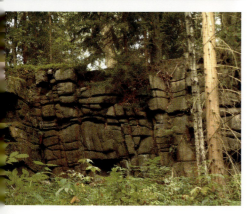

Die Homöopathie gilt als individuelle Therapie, die durchaus dazu geeignet ist, den Menschen in seiner Individualität zu heilen.

**Was aber ist dieses „Individuelle" an der Kreativen Homöopathie?**

Das Hahnemannsche Gesetz „Ähnliches heilt Ähnliches" lässt auf den ersten Blick wenig Individuelles erkennen. Es bedeutet lediglich, dass etwas gefunden werden muss, was dem Krankheitsgeschehen des Patienten ähnelt. Für jeden Patienten ist dieses Gesetz in gleicher Art anzuwenden. Für jedes Krankheitsbild muss allerdings ein passender Spiegel gefunden werden. So kommt die Individualität des Patienten ins Spiel und es muss die Frage nach der Genese, der Entstehung der Krankheit, der speziellen Vernetzung „seiner" Symptome, gestellt werden.

Wird eine Krankheit als gegeben hingenommen, ja vielleicht sogar als unausweichliches Schicksal betrachtet, so bleibt die wirkliche Ursache der Krankheit vermutlich im Verborgenen. Der „familiäre Erfahrungsglaube", diese Erkrankung oder Gruppe von Symptomen käme in der Familie seit Generationen vor und man habe sie quasi geerbt, behindert die Suche nach einer eigenen Begründung, warum gerade wir glauben, die Gruppenerfahrung wiederholen zu müssen.

Fragt man jedoch nach dem Warum der Entstehung der Krankheit, so dringen wir möglicherweise tiefer in den Prozess der Entstehung der Erkrankung ein als uns im ersten Moment lieb ist. Denn eine Erkrankung ist ausnahmslos die Materialisierung, also eine körperliche oder psychische Darstellung eines verweigerten, aus vielfältigen Gründen im Unbewussten verbliebenen Erkenntnis- oder Entwicklungsprozesses.

Jedes Lebewesen „durchlebt" diesen Bewusstwerdungsprozess durch Erkrankungen unterschiedlichster Ausprägung. Der Sinn der individuellen Erkrankung jedes Menschen ist es, seinen „spirituellen Anteil", sein individuelles Wesen über verschiedene Inkarnationen hinweg freizusetzen. In diesem Entwicklungsprozess gibt es nichts Abstraktes oder Zufälliges im Sinne von etwas Unerklärlichem oder nicht Kalkulierbarem.

Erkenntnis, Entwicklung und Individualisierung sind zutiefst „feinstoffliche" Themen. Was liegt also näher als homöopathische Mittel in einer Potenz zu verwenden, die ebenfalls als besonders feinstofflich gilt: Beispielsweise in einer so genannten Hochpotenz oder vielleicht sogar in einer noch höheren Verdünnung. Besonders wirkungs- und sinnvoll sind gerade im Zusammenhang mit unserem Individualisierungsprozess jene Potenzen, die einer Idee am nächsten kommen.

Hahnemanns Ideal war das einer „schnellen, sanften, dauerhaften Wiederherstellung der Gesundheit oder Hebung und Vernichtung der Krankheit in ihrem ganzen Umfange auf dem kürzesten, zuverlässigsten, unnachtheiligsten Wege, nach deutlich einzusehenden Gründen", wie er in seinem „Organon der Heilkunst" festhielt.

Der Homöopath, der dieser Forderung nachkommen möchte, wird damit zu eigenem Denken und Beobachten aufgefordert. Dazu gehören die genaue Beobachtung und das Erkennen der tiefen Zusammenhänge der Krankengeschichte des Patienten. Jede Behandlung erfordert einen neuen Denkprozess, denn jeder Patient ist ein individuelles Wesen mit individuell angeordneten Erfahrungen.

Unsere Welt ist das Ergebnis von Verdichtungsprozessen verschiedenster Ideen, der Idee Mensch, der Idee von Pflanzen, Tieren, der gesamten Natur als Verdichtungsprozesse des Geistes. Betrachten wir die Homöopathie in diesem Zusammenhang, so finden wir hier die Umkehrung der Materialisierung, also die Dematerialisierung. Ein Stoff wird verdünnt, verschüttelt, wieder verdünnt und das viele Male, der Verdichtungsprozess wird in vielen Stufen rückgängig gemacht. Je häufiger dieser Dematerialisierungsprozess vonstatten geht, je näher sind wir am Ursprung, an der Idee, am Geist. In diesem Ursprung liegen alle Varianten, alle Möglichkeiten lassen sich daraus entwickeln. So ist die Idee die ursprünglichste, unspezifischste Variante des Lebens.

Stellen Sie sich vor, Sie wollen einen Tisch bauen. Als erstes existiert die Idee. Zunächst hat dieser Tisch noch keine feste Form, alle Varianten sind noch in dieser Grundidee vorhanden. Dann denken Sie darüber nach, welcher Tisch es werden soll, welche Form er letztlich haben soll. Mit diesen Überlegungen, Sie legen eine Idee über die andere, beginnt die Materialisierung.

Die Materialsierung der Idee verläuft von der konkreten Vorstellung über den Plan auf dem Papier, den Materialkauf und endet mit der Fertigstellung des Tisches, der Materialisierung der Idee. Damit ist ein spezifisches Ergebnis entstanden. Eine Idee wurde „festgestellt", fixiert, fertiggestellt. Der höchste Grad der Materialisierung entspricht dem fertigen Ergebnis. Bei Gegenständen ist die Materialisierung noch gut nachvollziehbar. Dass aber auch die Lebewesen auf diesem Wege entstehen, ist im üblichen Denken eher ungewöhnlich.

Der Initiator, der Ideengeber des Tisches, eines Gegenstandes, ist außerhalb von diesem. Der Gegenstand ist nicht selbst belebt, seine Eigendynamik ist auf die Überlebensreste des Materials, in unserem Beispiel des Holzes beschränkt.

Im Holz selbst ist die Idee eines Tisches nicht vorhanden. Dazu braucht es den Ideengeber, den Menschen. In einem Lebewesen und so auch im Menschen ist der Ideengeber in ihm selbst vorhanden. Gewöhnlich wird dieser Teil der „göttliche Anteil" genannt. Der Anteil, aus dem sich alles selbst kreiert. Je bewusster ein Lebewesen ist, desto kreativer ist sein „göttlicher Anteil". Deshalb kann sich das Lebewesen, auch der Mensch, selbst regenerieren. So etwas kann ein Tisch, ein Gegenstand, nicht.

Allerdings ist ein Bestandteil des materiellen Denkens der Glaube, dass Gott außerhalb der Lebewesen ist. Das materielle Denken und/oder ein fehlendes Bewusstsein macht das Lebewesen vermeintlich zum Gegenstand. Das Lebewesen scheint auf Gottes Gnade angewiesen. Je größer das intuitive oder das willentliche Bewusstsein des Lebewesens ist, desto mehr wird der Satz „Hilf Dir selbst, dann hilft Dir Gott" zur Beschreibung der eigenen Kreativkraft, mit der das Leben gestaltet wird. Ist diese Kreativkraft dem individuellen Bewusstsein zugeordnet, weiß der Mensch, was er will, folgt er seinem inneren Lebensplan, seiner inneren Stimme, dann schwingt er in sich selbst in Harmonie und ist gesund. Die Frage nach Gott wird davon überhaupt nicht berührt, man kann ihn annehmen oder dementieren, mit ihm (oder ihr) in Einklang leben oder ein wenig trotzen. Wichtig ist nur eins: Sich der eigenen „göttlichen" Kreativkraft und Gestaltungsfähigkeit bewusst zu werden.

In der Theorie ist es also relativ einfach, gesund zu sein und zu bleiben. Dennoch gibt es Phasen, in denen unsere inneren Lebensmotive unklar, ungeordnet, divergent sind. Dann orientieren wir uns zu sehr am Außen, degradieren uns selbst zum Gegenstand und erkranken unter Umständen. Wir haben die „Richtlinienkompetenz" unserer Gestaltungsfreiheit abgegeben. Einzelne Lebensideen, Motive, Willensimpulse oder beispielsweise von der Familie unkritisch übernommene Glaubenssätze widersprechen sich in uns selbst.

Sicherlich kennen wir alle dieses unklare und dennoch unglaubliche Spannungsgefühl, wenn wir Entscheidungen treffen, hinter denen wir im Grunde nicht stehen. Die Disharmonie ist geradezu emotional und körperlich fassbar. Wir spüren die unterschiedlichen Verdichtungsstufen der Lebensideen, die nicht miteinander harmonieren. Sie müssen jedoch ausgeglichen werden. Dieser Ausgleich zugunsten der Harmonie ist die Heilung. Divergenzen im Menschen entsprechen unterschiedlichen energetischen Verdichtungsstufen, die sich, bildhaft gesprochen, gegeneinander aufreiben und so Krankheiten entstehen lassen. Heilung und Harmonisierung bedeutet, dass unterschiedliche in sich unrunde Verdichtungsebenen ausgeglichen werden müssen. Dies geschieht z.B. durch Musik und Farbe, aber auch oft optimal durch die Potenz einer homöopathischen Arznei.

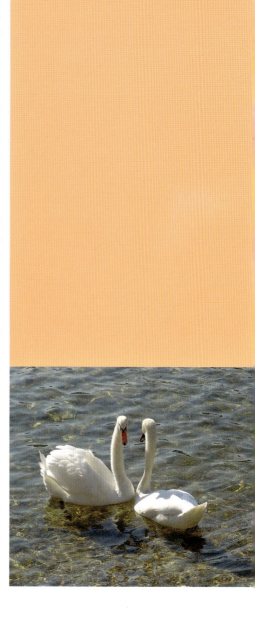

Im Gegensatz zu so genannten stofflichen Mitteln messen wir bei einer heilenden homöopathischen Arznei drei Aspekten Bedeutung bei:

Erstens der **dematerialisierten, verdünnten Ausgangssubstanz.** z.B. einer Pflanze: Sie entspricht dem eigentlichen Thema des Ungleichgewichtes, nennen wir es den „Konflikt im eigenen Selbst".

Zweitens der **Art ihrer Verdünnung**, die je nach Potenz einer eher groben oder eben differenzierten Ansprache und Informationsübertragung entspricht sowie

drittens ihrer **Übertragungsgeschwindigkeit**, ihrer durch die Häufigkeit der Verschüttelung entstandenen inneren Dynamik.

Zusammengefasst kann man sagen, dass eine homöopathische Arznei im Unbewussten eine Matrix sowohl der blockierenden Themenkomplexe also auch deren jeweiligen Verdichtungszustand sichtbar macht. Diese Verdichtung ist eine zu starke Materialisierung. Durch ihre jeweilige Dynamik und Übertragungsgeschwindigkeit wirkt sie auf die existierende Störung „mitreißend" und kann sie so in Harmonie bringen. Die zur Heilung notwendige Potenz entspricht der Intensität der krankmachenden zu stark materialisierten Energie in Form von Krankheits-Symptomen bzw. sie muss diese geringfügig übertreffen. Das ist überhaupt der Grund, warum erst heute die Hochpotenzen diese immense Bedeutung gewinnen und ihre Wirkkraft entfalten: Unsere Zeit ist schneller geworden, unsere Geschwindigkeit höher, unser Bewusstsein feinstofflicher.

Bereits Hahnemann schreibt ja in seinem grundlegenden Werk, dem „Organon", dass die Potenz der heilenden Arznei ein wenig stärker sein muss als der Verdichtungsgrad der krankhaften Störung. Nicht umsonst existieren so die unterschiedlichsten homöopathischen Potenzen, die jeweils einem speziellen Verdichtungsgrad einer Störung, einer Krankheit, entsprechen und diese spiegeln.

„Innen wie Außen". Wenn in einer so vernetzten Umgebung wie in unserer heutigen Zeit, der Informationsgesellschaft, Konflikte im Unbewussten eines Menschen entstehen oder erwachen, müssen diese auch extrem mit anderen Themen verknüpft, eben „vernetzt" sein. Und braucht es dann nicht auch darauf Antworten, die mehr können, als uns immer wieder an einer Stelle „anzustupsen"? So sind die hohen Potenzen vor allem eins: Antworten für den bewussten Menschen.

Seit einigen Jahren arbeiten wir an der Entwicklung von Potenzen in Lichtgeschwindigkeit, die wir als Li-Potenzen bezeichnen. Diese wurden in verschiedenen Praxen umfassend getestet. Besonders bei Patienten mit hochentwickeltem Bewusstsein förderte diese Potenz mit ihrer Geschwindigkeit und Leichtigkeit eine bisher nie dagewesene Klarheit.

# Antworten und (Auf-)Lösungen

Betrachten wir ein Beispiel: Eine Frau will mit ihrem Auto rechts abbiegen, sie hat Vorfahrt. Ein von links kommendes Fahrzeug – die linke Seite symbolisiert das Weibliche im Menschen – nimmt ihr die Vorfahrt und es kommt zur Kollision.

Diese Situation wäre typisch für einen vielleicht schon jahrelang andauernden Konflikt zweier Frauen, in dem die eine die andere zu Unrecht dominiert und das „Opfer" keinen Einspruch dagegen einlegt. Vielleicht ein Mutter-Tochter-Verhältnis, in dem keine Gleichberechtigung zwischen den beiden Frauen existiert. Der Konflikt wird im Familienverband nicht ausgetragen, so dass es zu einer Darstellung der Situation im Außen kommt. Diese Bedeutung trifft für beide Kollidierende zu. Der oder die eine ist dabei in der Täterrolle, der oder die andere in der Opferrolle. Der jeweilige konkrete Unfallgegner übernimmt lediglich die Vertreterrolle des eigentlichen Konfliktgegners. Wobei dieses Phänomen im Grunde einer systemischen Aufstellung mit Stellvertretern gleicht. Obwohl dieser „Zufall" augenscheinlich sichtbar wird, ist die Wahrscheinlichkeit, dass die Beteiligten den jeweils verborgenen Konflikt tatsächlich erkennen, eher gering. Erkennen und behandeln wir den Zusammenhang homöopathisch, so findet eine Weiterentwicklung statt.

Fehlt uns jedoch diese Erkenntnis und der daraus resultierende Bewusstwerdungsprozess findet nicht statt, so sinkt dieses „unerkannte Geschehen" ins Unbewusste und wartet auf eine neue Inszenierung, auf eine weitere Chance der Bewusstwerdung. Da dieser Prozess auf verschiedenen Ebenen „schmerzlich" ist, wird er mitsamt der Gefühlsprägung im Unbewussten abgelegt. Die Energie des „unerkannten Geschehens" addiert sich zu Energie gleichartiger Geschehnisse. Damit materialisiert sich der Konflikt immer mehr und wird sich später zu anderer Gelegenheit materialisierter, also härter am Körper abbilden.

Das, was wir eine „akute Erkrankung" nennen, ist lediglich ein Abbild, ein Ausschnitt aus einer Verkettung nicht bewältigter Probleme. Konsequent weitergedacht ist die Gesamtheit dieser Inszenierungen einer nicht bewältigten Thematik ein chronischer Prozess, der aus vielen vernetzten, nicht bewältigten Einzelinszenierungen entstanden ist. Und so schlummern in unserem Unbewussten unzählige inszenierte, nicht bewältigte, emotional geprägte Bewusstwerdungsprozesse, die auf eine weitere Chance der Bewältigung warten.

Ähnlich wie Dateien in den Verzeichnissen eines Computers sind diese nicht bewältigten Bewusstwerdungsprozesse und Themenkreise nach komplexen, tiefen Prägungen, den so genannten Glaubenssätzen, „abgelegt".

Bei einer homöopathischen Behandlung ist es also sehr wichtig zu erkennen oder zu testen, welche Qualität, welche Tiefe, welche Intensität der Vernetzung eine Störung innehat. Unser Unbewusstes hat eine Menge Ungeklärtes „auf Wiedervorlage". Wieso eigentlich?

Jedes emotional bewertete Erlebnis liegt damit auf „Wiedervorlage". Findet später eine Bewusstwerdung statt, so wird mit diesem Prozess die individuelle Entwicklung der Persönlichkeit maßgeblich gefördert. Wenn die Bewusstwerdung eines Konfliktes nicht erfolgt, wird sich dieser Konflikt bei nächster Gelegenheit erneut darstellen.

So sammeln wir in unserem Unbewussten möglicherweise eine ganze Kette von Inszenierungen desselben, nicht gelösten Konfliktes. Dieser Konflikt kann sich nicht nur als Unfall, sondern beispielsweise auch als schwere Erkältung (ein Ausdruck für eine tiefe Frustration) oder beispielsweise als Nackenschmerzen (Symbol einer Erwartungsangst) darstellen. Das Erlebnis eines „profanen Unfalls" nennen wir zumeist einen akuten Krankheitsprozess, auch wenn die Bezeichnung „Krankheit" in diesem Fall vielleicht irreführend ist.

Glaubenssätze sind manifestierte, oftmals traumatische, vorgeprägte bewusste oder unbewusste Betrachtungsweisen, denen unser Verhalten und unsere Sichtweise der aktuellen Lebensumständen unterliegen.

Sie stellen die tiefste Stufe mentaler Prägung dar und bilden die Grundlage für unser Verhalten. Menschengruppen wie z.B. Völker haben häufig identische Glaubenssätze, die ihre Rituale, Gewohnheiten und damit auch die Traditionen prägen.

Unsere gesamten pränatalen, kindlichen, traumatischen oder sonstigen Erfahrungen sind in einer Art Datenbank mitsamt den Beurteilungen abgelegt, die wir selbst geprägt haben. Darüber hinaus sind die Erfahrungen unserer Vorfahren mit all ihren Bewertungsmustern über die Genetik in unserem Unbewussten gespeichert. Solche Bewertungsmuster können zum Beispiel „eingeredete", infiltrierte Glaubenssätze sein, die über Generationen hinweg überliefert wurden. All diese Prägungen werden als unabänderlich, ursächlich und als logisch miteinander verbunden Fakten wahrgenommen. Daher finden wir oft in einer simpel erscheinenden Erkrankung einen Moloch kompliziert vernetzter Erfahrungen vor, der sich später nach außen als chronische, komplizierte Erkrankung zeigt.

Glaubenssätze sind dem Grunde nach manifestierte Bewertungen. Sie basieren ursprünglich zu einem Großteil auf negativen existentiellen Erfahrungen. Die daraus gezogenen Schlussfolgerungen werden so lange als essentiell und unveränderlich angesehen, bis sie bewusst in Frage gestellt werden. Dabei sind Glaubenssätze bzw. die Bewertungen, die zu diesen geführt haben, häufig kulturell geprägt und existieren in vielen unterschiedlichen Formen und Verkleidungen.

Solche Glaubenssätze sitzen nicht nur sehr tief, sie sind auch sehr „hartnäckig". Ist beispielsweise der Glaubenssatz „Wer leidet, kommt in den Himmel" im Unbewussten eines chronisch Erkrankten, z.B. eines Rheumatikers, fest verankert, so wird eine Genesung erst dann möglich sein, wenn er diesen Glaubenssatz auflöst.

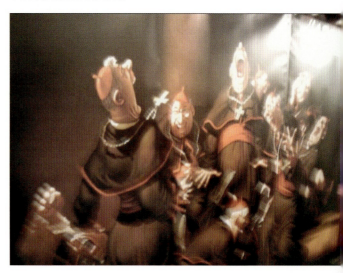

Die Bereitschaft zu dieser Auflösung muss jedoch erst einmal entwickelt werden. Denn schließlich ist der „Himmel" ja keine ganz so schlechte Alternative zum „irdischen Jammertal". Das Loslassen dieses Glaubenssatzes muss sich also ein wenig wie die Vertreibung aus dem Paradies anfühlen, denn die zukünftige „Erlösung" ist in Gefahr und stünde dann als Alternative nicht mehr zur Verfügung, gleichgültig, ob diese unbewusst fiktiv oder bewusst und somit „real" betrachtet wird. So wirkt jede Besserung dieser chronischen Erkrankung als Bedrohung.

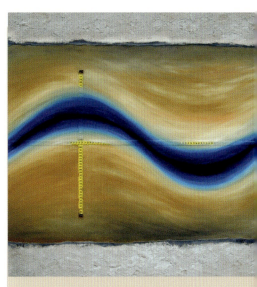

Nun könnte man durchaus annehmen, dass sich eine solche Grundeinstellung in einer Zeit, in der sich viele der unterschiedlichen Glaubensrichtungen nicht mehr auf solch ein einfaches Glaubensprinzip beschränken, längst aufgelöst hat. Dem ist jedoch bei weitem nicht so. Vielmehr zeigt sich dieser Glaubenssatz in unglaublich vielen Varianten. Leid oder dessen moderne Form, der Verzicht um der Anpassung willen, gelten noch immer als besonders konform, gesellschaftlich akzeptiert und lohnenswert.

Das „Leiden", das Opfer, erregt noch immer grundsätzlich mehr (positive) Aufmerksamkeit in der Umgebung als jede andere Handlungsweise. Der Aktive, der „Täter", dagegen wird gern kritisch beäugt, ob sein Erfolg mit rechten Dingen vonstatten geht und nicht z.B. moralisch anzuzweifeln ist. Der leidgeprägte Patient, der zunächst erfolgreich homöopathisch behandelt wurde, wird sofort wieder eine neue Erkrankung als Leid auf sich ziehen. Nicht selten erleben wir bei der Behandlung solcher Patienten - zunächst ohne erkennbare organische Ursache - immer bedrohlichere Krankheitsbilder als Steigerung des Leidensprozesses. Dieses Verhaltensmuster löst sich umgehend auf, wenn der Glaubenssatz „Wer leidet, kommt in den Himmel", z.B. durch die homöopathische Arznei Origanum, aufgelöst wird.

Insgesamt sind in unserem Unbewussten unzählige miteinander vernetzte Gefühlsprägungen unterschiedlichster Art zu finden. Das „Individuelle" in der Krankheit liegt in der unterschiedlichen Kombination von Vernetzungen. Die Vernetzungen bilden sich durch Erlebnisse im Alltag und sind bei allen Menschen unterschiedlich angelegt. Sie entstehen nicht nur in einer Existenz eines jeden Menschen, sondern sammeln sich als Prägungen aus allen Inkarnationen. Für diejenigen, die dem Reinkarnationsgedanken nicht folgen mögen, bleibt das Erklärungsmodell der DNA, über die die Vernetzungen vererbt und somit genutzt werden können. Beide Thesen - die der Weitergabe vernetzter Gefühlsprägungen über die Inkarnation ebenso wie die der Vererbung über die Genetik - fügen sich zu einem Gesamtbild. Die Gene bieten das Terrain, die Grundlage für unsere eigenen Erfahrungen. Unsere Erfahrungen und die daraus resultierenden Konflikte können sich im Rahmen von Wiederholungen durch Bewusstwerdungsprozesse lösen. Tun sie dies nicht, so multiplizieren und verfestigen sie sich in der Persönlichkeit.

Ein alltägliches Beispiel: Wenn ein anderer Mensch versucht uns zu ärgern, steht es jedem von uns frei, auf diesen scheinbaren Impuls von außen zu reagieren, d. h. mit diesem in Resonanz zu gehen. Reagieren wir gelassen, ist die Gefahr gebannt, dass wir uns eine weitere Verletzung unserer Gefühle einhandeln, die dann wieder in einer Wiederholung verarbeitet werden muss.

Aus dem täglichen Leben kennen wir den Wiederholungszwang. Wir gehen so lange in Resonanz zu den scheinbaren äußeren Impulsen, bis wir in unserem Bewusstsein Gelassenheit erreicht haben. Ist dieser Zustand gewonnen, können wir wählen, ob wir gerade Lust auf eine dramaturgisch wertvolle Lebensdarstellung haben oder nicht. Die Gefahr in den Wiederholungszwang zu geraten ist nach der emotionalen Entwertung, dem Wissen und der Erkenntnis um die Lebensqualität der Gelassenheit, bewältigt. Aus dem Ernst des Lebens wird das Vergnügen des Lebens. - So haben wir immer die Wahl.

Stellen wir uns weiterhin eine Patientin vor, deren pulsierende Kopfschmerzen darauf hinweisen, dass unterdrückte Lebenskraft und daraus entstandener Zorn die Ursache sind. Die Gabe der bei diesem Symptom geeigneten Wirksubstanz Belladonna erleichtert den Kopfschmerz aber nur kurzfristig. Nach Minuten verändert sich der Kopfschmerz und zeigt Symptome einer Hirnhautentzündung. Gegen diesen Kopfschmerz kann Stramonium gegeben werden. Unter dieser Arznei wird der Kopfschmerz jedoch noch stärker. Aus der Anamnese war zu entnehmen, dass die Patientin in ihrer Kindheit in Folge einer schweren Mittelohrentzündung an einer Hirnhautentzündung erkrankt war.

Diese alte Erkrankung war offensichtlich mit dem heutigen Kopfschmerz vernetzt. Tatsächlich entsprach die emotionale Lebenssituation der Patientin heute genau jener emotionalen Situation, die sie als Kind erlebt hatte und aus der sie die Hirnhautentzündung entwickelt hatte.

Eine ganze Reihe homöopathischer Arzneien war nun notwendig, um innerhalb von 15 Minuten die gesamte aktuelle Vernetzung zu spiegeln. Damit konnte der als unerträglich beschriebene Kopfschmerz um 80% erleichtert werden. Entspannung und Gelassenheit waren eingetreten.

Diese Fixierungen können sich z.B. lösen, wenn die belastenden Gefühle in einer homöopathischen Behandlung entwertet wurden. Die Behandlung muss dabei ein möglichst genauer Spiegel der im Unbewussten fixierten Erlebnisse sein. Die jeweiligen Erlebnisse und Erfahrungen eines Menschen werden dabei keinesfalls „gelöscht", sondern es werden die Prägungen und Fixierungen, die Wertungen, „erlöst", die durch verletzte Gefühle bewirkt wurden. An die Stelle der verletzten Gefühle tritt letztlich Gelassenheit im Sinne von Heilung. Sind diese Erfahrungen gespeichert und hat die „Seele" nun notwendige Erkenntnisse über die materielle Ebene gewonnen, dann kann das zugehörige Gefühl wieder entlassen werden. Nicht umsonst wird bereits in der Bibel vom „Baum der Erkenntnis" gesprochen. Ganz offensichtlich kann diese Erkenntnis, diese Bewusstwerdung, nicht in einem einmaligen Erlebnis oder einer einmaligen Erfahrung gemacht werden. Sie muss unzählige Male wiederholt werden, bis sich Erkenntnis und daraus resultierend ein anderes Bewusstsein entwickelt hat.

Dieses andere, höhere Bewusstsein entwickelt sich aus dem Konfliktpotential des Menschen in der Auseinandersetzung mit der Materie, ohne in dieser gefangen oder festgelegt zu sein. Ein Mensch wird immer stabiler und jünger, je mehr unbewusste Konflikte gelöst sind. Dies bedeutet aber auch, dass zunächst etliche unbewusste Konfliktsituationen ins Bewusstsein kommen müssen. Sicherlich stellt sich die Frage, woher der Therapeut weiß, welche unterdrückten Themen im Patienten schlummern.

Wird eine umfassende Anamnese mit unserer speziellen, hierfür entwickelten Software Homöolog® ausgewertet, dann zeigen sich die einzelnen Themen im Ergebnis der Auswertung. Wie diese allerdings im Unbewussten des Patienten verkettet sind, das ergibt sich erst aus der Behandlung. Wird dem Patienten eine Arznei in die Hand gegeben, so wird er umgehend reagieren, wenn diese Arznei mit seinen unbewussten Themen in Resonanz geht. Die Folgearzneien sind in der HOMÖOLOG® Computerauswertung abzulesen.

Mit dieser Arbeitsweise werden nicht nur die aktuellen Themen bewältigt, sondern gleichzeitig die schweren, im Unbewussten schlummernden, nicht bewältigten Themen emotional entwertet. Auch werden so nicht nur ausschließlich Symptome bewältigt und beseitigt. Vielmehr findet ein tief wirkender „Reinigungsprozess" statt, der zunächst viele unterdrückte Prozesse aktualisiert und letztlich im Menschen emotionale Stabilität und Gelassenheit bewirkt. Therapeuten, die dem Gedankenansatz der Kreativen Homöopathie folgen, erhalten einerseits durch einen Vergleich der Symptome eine Auswertung, mit deren Hilfe sie aufgrund der psychologischen Bedeutung der Arzneien ein psychologisches Profil des Patienten ablesen können.

Andererseits können sie durch die Deutung der Symptome das Konfliktpotential des Patienten erkennen. Stimmen beide Ergebnisse – das der Interpretation der psychologischen Bedeutung der Arzneien und das der Erkenntnis des Konfliktpotentials – inhaltlich überein, ist der positive Ausgang der Behandlung nur eine Frage der Zeit. Voraussetzung ist allerdings auch, dass der Patient wirklich gesund werden will und keine innerliche, unbewusste gegen die Heilung gerichtete Motivation vorliegt. Eine solche Motivation ist neben den Blockaden, die beispielsweise durch Impfungen, Verletzungen, Schocks und Allergien entstehen können, der so genannte sekundäre Krankheitsgewinn. Das ist jene Aufmerksamkeit, die uns als „Krankem" so wohltuend zugute kommt. Manchmal müssen wir uns tatsächlich erst davon lösen, einen solchen Aspekt zu „genießen".

In einer kreativ-homöopathischen Behandlung geht es also um Entwicklung. Jedes Symptom, das als Reaktion auftritt, zeigt einen weiteren Schritt auf dem Wege der Konfliktbearbeitung an. Anhand der gedeuteten Symptome und Erkrankungen kann der Therapeut immer erkennen, wo sein Patient in dem Moment steht, ob er in eine bestimmte Richtung ausweicht oder ob er einen linearen Entwicklungsweg nimmt.

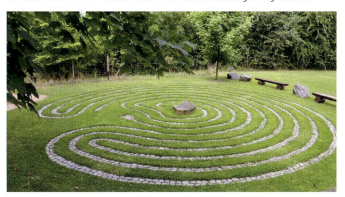

Sicherlich hat jeder von uns schon einmal festgestellt, dass sich – oder besser, dass wir - gewisse Erfahrungen im Verlauf unseres Lebens wiederholen. Sei es, dass wir immer wieder auf den gleichen Typ Mann oder Frau „hereinfallen", unseren Kindern gegenüber auf die immer gleiche Art inkonsequent sind oder sich nach einem Arbeitsplatz- oder Wohnortwechsel trotz des gewollten „Neuanfanges" wieder ähnliche Probleme wie in der Vergangenheit abzeichnen.

Solche Wiederholungen finden sich aber nicht nur in einer einzelnen Biographie, sondern auch in mehreren Vor- und Folgegenerationen.

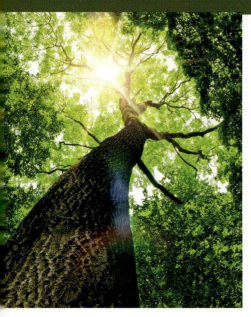

Die Grundlage für die verfestigten Erfahrungen, ihre Glaubenssätze und sogar die Verhaltensmuster der Vorfahren werden den nachfolgenden Generationen durch die Genstruktur zur Verfügung gestellt.

Jeder einzelne Mensch hat aber die Wahl, ohne Bewusstsein den Bewertungen der Vorfahren zu folgen oder angelegte Bewertungen über ein anderes Bewusstsein aufzulösen. So können wir davon ausgehen, dass z.B. von der Prägung „wer leidet, kommt in den Himmel" nicht nur ein einzelnes Familienmitglied betroffen ist, aber auch nicht alle Familienmitglieder dieses Leidensthema wählen und leben *müssen*.

Jeder im Familienverbund besitzt seine speziellen unbewussten Bewertungen und Erfahrungen zu den jeweiligen Themen der Ursprungsfamilie und lebt sie auf die eine oder andere Weise, bewusst werdend oder unbewusst bleibend aus. Bei einer durchdringenden, analytischen Beobachtung von Familienstrukturen lassen sich Regelmäßigkeiten finden, die den einzelnen Individuen eine Grundlage für ihre Entwicklung zu bieten scheinen. Schauen wir uns jetzt das Zusammenspiel der Generationen einmal näher an. Gibt es beispielsweise wiederkehrende Verhaltensmuster und wenn ja, warum ist das so? Und welche Rolle spielt die Tradition als, wie der britische Soziologe Anthony Giddens sie beschreibt, „kollektives Gedächtnis" der Gesellschaft dabei?

Stellen wir uns einmal vor, jeder Mensch wäre eine „Energiekugel", in der alle Verhaltensmuster und emotionalen Ausdrucksmöglichkeiten vorhanden sind. Würden wir versuchen, dieses gesamte Spektrum zu leben, wären jene Charakteristika, die Menschen unterscheiden, nicht vorhanden. Es gäbe so etwas wie einen bestimmten „Typ" einfach nicht, Unterschiede wie z.B. extro- oder introvertiertes Verhalten wären einfach nicht messbar, die so genannten „Typen" nicht vorhanden.

Nun benötigen wir aber, um uns selbst kennenzulernen, einen Antagonisten, an dessen Verschiedenheit wir uns selbst wahrnehmen. Dabei bemerken wir zuerst nur, dass der andere „anders" ist als wir selbst. Erst wenn wir den anderen kennengelernt haben, denken wir vielleicht in einem „hellen Augenblick" darüber nach, wie wir selbst sind, bzw. wie wir in Erscheinung treten.

Jeder von uns nutzt im Grunde nur einen bestimmten Energieanteil. Welcher das ist und in welcher Zusammensetzung wir uns präsentieren, das ist es sozusagen, was die Einzigartigkeit unserer Persönlichkeit ausmacht.

Auffällig ist also, dass wir anfangs nur einen bestimmten Energieanteil nutzen. Aber auch der scheinbar ungenutzte, nicht sichtbare Anteil findet seinen Weg an die Oberfläche der emotionalen Projektion, denn für diesen Anteil suchen wir uns im Außen einen Spiegel.

Diesen Spiegel finden wir in einem Gegenüber, der den spiegelbildlichen Energieanteil lebt. Interessant ist dabei, das wir uns häufig Partner suchen oder diejenigen anziehend finden, die eben diese nicht gelebte Energie verkörpern, sie sozusagen spiegeln. So ist in Partnerschaften zu beobachten, dass einer der Partner extrovertiert, aktiv im Außen, vielleicht sogar bestimmend auftritt, der andere aber introvertiert, zurückhaltend und ängstlich erscheint. Die beiden erscheinen grundverschieden. Aber beide zusammen ergeben sie die vorgestellte Energiekugel.

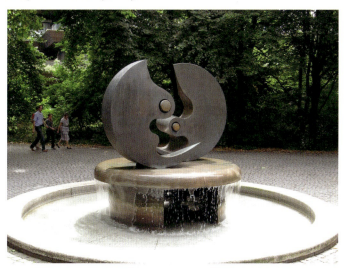

Dazu zählen nicht nur Klassiker wie der Macho und das Mauerblümchen, der Computer-Freak und „Nerd" und der „Vamp", sondern auch unauffälligere Spiegel, die sich nicht sofort offenbaren und erst im Lauf der Zeit zu Verhaltensweisen führen, die für die jeweilige Person scheinbar untypisch sind: Aus dem Alltagstrott ausbrechende aufbegehrende Ehefrauen oder ironisch stichelnde Familienväter sind da nur die Spitze des Eisberges.

Jeder Mensch besitzt zunächst einen sichtbaren emotionalen Anteil, seine „gelebte Energie". Die Art und Weise, wie jemand interagiert, seine Charakterzüge, sein emotionaler Ausdruck – all das kennzeichnet diese Seite. Gleichzeitig existieren in uns Anteile, die wir als „ungelebte Energie" bezeichnen. Man kann dies bedingt mit der gern zitierten „dunklen Seite" vergleichen. Dieser Vergleich ist zwar nicht wirklich korrekt, symbolisiert aber das Verbergen eben dieser Persönlichkeitsaspekte. Meist verhalten sich diese Persönlichkeitsanteile zu unserem offiziellen Leben diametral und kommen nur selten zum Tragen, wollen aber erlöst und somit integriert werden.

Lebendig wird diese Energie zunächst in unseren Kindern. Gerade als Homöopath ist es spannend zu beobachten, wie viele Konfliktthemen sich in Familien von Generation zu Generation weitertragen und wiederholen. Allerdings sind oft die Vorzeichen, wie mit dem Konflikt umgegangen wird, unterschiedlich. In einer Generation ist aktiver, kämpfender Trotz zu beobachten und in der anderen Generation finden wir schweigendes und leidendes Aussitzen.

Aus einer generationenübergreifenden Analyse solcher Wiederholungen ergab sich die Existenz eines energetischen Ordnungssystems über die Betrachtung der Paardynamik hinaus. Dass Partner oft unterschiedlich sind, ist eigentlich nichts Neues. Interessant wird es aber, wenn wir eine gesamte Familie mit Kindern auf dieser energetischen Ebene betrachten. Denn die Kinder nutzen offensichtlich, sogar in einer bestimmten Reihenfolge, die unterdrückten Anteile der Eltern als Lebensgrundlage.

Wichtig ist an all dem, dass jeder Mensch zunächst nur einen Anteil aus seiner „Energiekugel" lebt, den anderen aber nicht nutzt oder benutzt. Da aber in der Natur nichts unnütz ist, wird dieser zunächst nicht benutzte Anteil trotzdem seinen Sinn haben. Was aber geschieht mit all dieser „ungelebten" Energie im Verlauf unseres Lebens?

Die unterdrückten Anteile der Mutter werden vom ersten, dritten, fünften, siebten etc., die des Vaters vom zweiten, vierten, sechsten, achten etc. Kind übernommen. Lebt eine Mutter beispielsweise einen angepassten, ruhigen, sich aufopfernden Lebensanteil, dann ist das erste Kind vermutlich ein kleiner Teufel, der permanent, ähnlich z.B. der Verhaltensweise des Vaters, versucht, den eigenen Willen durchzusetzen.

Ein solches Kind wird die Mutter vermutlich zur Verzweiflung bringen, obwohl sie nun wahrscheinlich alles daran setzen wird, ihr Kind so zu erziehen, dass es sich ähnlich „pflegeleicht" wie sie selbst verhält. Je extremer Druck ausgeübt wird, desto schlimmer werden die Machtkämpfe. Der ursprüngliche Sinn dieses „Andersseins" von Mutter und erstem Kind ist aber nicht das Bekämpfen der brach liegenden Lebensanteile, sondern dient deren Integration für beide.

Ist eine Mutter mit ihren unbewussten Anteilen im Einklang, werden beide Generationen nur geringe Probleme miteinander bekommen oder haben. Je stärker jedoch der unbewusste Anteil der Mutter negativ bewertete Themen beinhaltet, desto deutlicher wird sich das in der Beziehung zum ersten, dritten, fünften Kind als Konflikt zeigen.

Die Entspannung für die Mutter tritt beim zweiten Kind ein, da dieses Kind dem unterdrückten Anteil des Partners entspricht und charakterlich der Mutter ähnelt. Der Vater wiederum erhielt Verstärkung durch das erste Kind, welches ihm charakterlich entspricht.

Weiten wir das energetische Ordnungssystem auf die Großeltern aus, so wird klar, dass die Enkel in ihrem energetischen Muster exakt den Großeltern entsprechen. Diese beiden sich entsprechenden Generationen verstehen sich meist wortlos. Oft zum Ärger der Eltern der Kinder. In der Vergangenheit und in bestimmten Kulturen war es üblich, dass die Großeltern die Enkel erziehen. Dieses System war erheblich entspannter als die Erziehungsaufgabe nach dem Zerfall der Großfamilie. In der Praxis ist nicht selten zu beobachten, dass die Mütter der Kinder oft eifersüchtig auf ihre eigenen Mütter oder sogar Eltern sind, ohne zu verstehen warum.

Neben dieser **Generationenfolge** spielt die **Tradition** bei der Weitergabe von Energien eine große Rolle. Ihre Wirkung und Wirksamkeit ist sozusagen der soziale Filter der Übertragungen und Nutzung unserer Energien.

# Tradition – wertfrei betrachten

Allgemein messen wir den Traditionen eine große Bedeutung bei. Häufig werden sie als blockierend empfunden und nicht selten sind sie es auch. Nämlich genau dann, wenn aus ihnen Dogmen entstehen. Ein solches Dogma des „Man-tut-man muss" muss aber nicht zwangsläufig entstehen.

Traditionen bilden sich nicht nur auf Basis kirchlicher Verhaltensregeln, sondern sind in ebenso starkem Maße von der sozialen, regionalen oder wirtschaftlichen Herkunft geprägt. Denken wir nur an die Bedeutung der Zusammenschlüsse der Handwerker, die Zünfte, an bäuerliche Lebensregeln oder die traditionellen Gepflogenheiten in von Naturgewalten extrem zusammengeschweißten Gemeinschaften wie auf den Halligen oder im Hochgebirge. Auch die Industrialisierung hat z.B. im so genannten Industrieproletariat solche Gemeinschaften mit speziellen Traditionen geschaffen. Oft ist uns nicht bewusst, wie stark die soziale Wurzel unserer Ursprungsfamilie unsere Glaubenssätze und Motivationen auch heute noch beeinflusst.

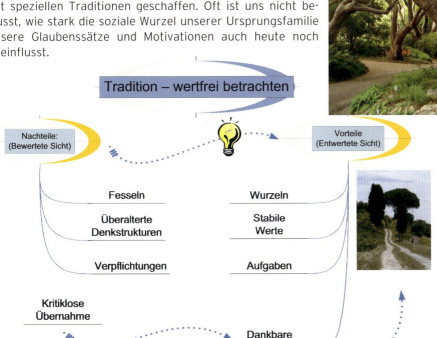

Eines der beliebtesten Zitate zum Thema Tradition ist das des englischen Humanisten Thomas Morus „Tradition ist nicht das Halten der Asche, sondern das Weitergeben der Flamme". In einer bewerteten Sicht von Tradition werden wir nur ihre blockierenden Aspekte empfinden können. Wir sehen Fesseln, überalterte Denkstrukturen und Verpflichtungen. Diese Sicht entsteht, weil wir auf eine kritiklose Übernahme von Ansichten konditioniert sind. Wir tun etwas, weil „man es (schon immer auf diese Weise) tut", Wir denken etwas, weil „man es so denkt". Wir sehen etwas an, weil es alle „so" ansehen.

Ein sehr schönes Beispiel für das Weiterleben solcher Traditionen in unserer Gesellschaft ist das Selbstverständnis der Bergleute: „Ich bin Bergmann, wer ist mehr?"

Ein Selbstverständnis, das ganz in der Tradition der Zünfte auf die Bedeutung der eigenen Arbeit abhebt. Menschen, die mit solchen oder ähnlichen stärkenden Traditionsmustern aufwachsen, ziehen einen nicht unerheblichen Anteil ihres Selbstbewusstseins aus dieser Zugehörigkeit. Unter diesem Aspekt ist es sicherlich verständlich, warum der Zusammenbruch bestimmter Industriezweige in den Kernregionen der ersten industriellen Revolution mehr verursacht hat als nur ein wirtschaftliches Dilemma.

Gerade die Nachkriegsgeneration ist stark traditionserhaltend konditioniert. Auch heute noch werden Berufe häufig „vererbt", und Söhne oder Töchter wachsen ganz selbstverständlich in das Handwerk oder die Berufsgruppe der Vorfahren hinein. Dabei werden neben materiellen und immateriellen Gütern auch die „gewachsenen" Traditionen und Werte, die „Tricks" und das Spezialwissen der einzelnen Gruppierung mit weitergereicht, sozusagen vererbt.

Die Anpassung an diese Tradition bzw. an die Gepflogenheiten, Hierarchien und Werte der Gruppe bot einerseits Schutz und Stabilität, andererseits erwies sie sich nicht selten als einengendes Korsett: das Korsett der Erwartungshaltung innerhalb der Gruppe. Die Zugehörigkeit zu solchen Vereinigungen war mit dem Zugang zu speziellem Wissen und speziellen Fähigkeiten verbunden und gab dem Einzelnen schon aus diesem Grund eine besondere Bedeutung, einen höheren (Selbst)-Wert.

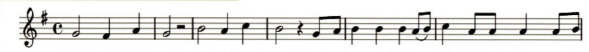

Glück auf, Glück auf, der Steiger kommt. Und er hat sein helles Licht bei der Nacht, und er

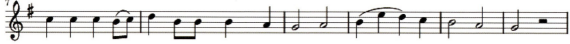

hat sein hel - les Licht bei der Nacht, schon an - ge - zündt', schon an - ge - zündt'.

Das kollektive Trauma, welches durch solche wirtschaftlichen Umstrukturierungen erzeugt wird, wirkt im Innen wie im Außen der Struktur scheinbar stabilisierend und dennoch hochgradig destruktiv:
Es entsteht eine kollektive Trotzhaltung, die sich den Veränderungen entgegenstellt, Menschen scheinbar zusammenschweißt, auf Bestandssicherung beharrt und damit jegliche Entwicklung blockiert. Damit wird eine gemeinschaftliche Verunsicherung dekoriert und kaschiert, die das Selbstwertgefühl nachhaltig erodiert und unterminiert.

Häufig verkommen gerade in dieser Situation Traditionen zu folkloristischen Ritualen, die nur noch touristischen Zwecken dienen. Menschen, die - in der eigenen oder der Vorgeschichte - mit dieser Thematik belastet sind, fehlt es oft unbewusst an Orientierung, die sie auch tatsächlich und real vermissen. Das Gefühl der Leere, welches diese Menschen auszeichnet, führt oft in eine starke Verunsicherung. Tradition bedeutet letztlich auch emotionale Stabilität. Wir müssen uns nun in unserem Individualisierungsprozess damit auseinandersetzen, welche Aspekte von Tradition wir integrieren wollen und welche wir durch andere, vielleicht eigene Werte, ersetzen.

In den schwierigen Zeiten nach 1945 war das Stabilitätsbedürfnis der Menschen extrem. Das betrifft auch Menschen, die sich selbst nie im Leben als traditionell oder konditioniert wahrnehmen würden. Aber kennen Sie vielleicht auch den einen oder anderen 68er, der nicht in der Lage ist, loszulassen? Vielleicht hat das ja doch etwas mit einem ganz eigenen, Nachkriegs-Generationen prägenden Stabilitätswunsch zu tun?

In dieser Situation eines „Haltung bewahren" bekommen wir durch die Bedeutungen der Wirbel und Wirbelsäulenbereiche in der Kreativen Homöopathie ganz neue Einblicke auf die Thematik der „Haltungsschäden" und solcher Erkrankungen wie beispielsweise Lumbago.

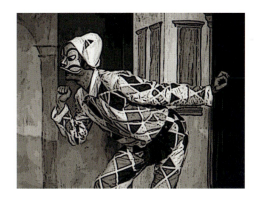

Nicht nur wortwörtlich sondern auch im übertragenen Sinn manifestieren sich dort die Befürchtung von Wiederholungen unangenehmer Situationen oder unspezifische Erwartungen. Auch Aspekte der Lebensqualität wie z.B. sich beugen, buk-keln und dienen zu müssen, finden wir hier wieder. Positionen werden nicht eingenommen, Erfahrungen noch nicht verarbeitet.

Ein signifikantes und wirklich häufig vorkommendes Symptombild des Traditionsbruchs ist der Lumbago. Der plötzlich erscheinende Hexenschuss symbolisiert eine Lebenssituation, in der der Mensch sich sprichwörtlich den Umständen beugt. Der Hexenschuss ist so zu allererst eine akute familiäre Anpassungsthematik, die nicht mehr ertragen werden will und sich als Schmerz manifestiert. Häufige Ursache ist die Aufopferung für die Bedürfnisse anderer Familienmitglieder oder des Partners, die dies scheinbar nicht zu würdigen wissen. Das Bedrückende an dieser Situation ist der innere Widerspruch zwischen dem Wunsch nach Freiheit und den familiären Verpflichtungen oder Ansichten. Familienrituale und Gewohnheiten müssen eingehalten werden, obwohl dies schwer fällt.

| Arznei | Psychologische Bedeutung |
| --- | --- |
| Calcium fluoricum | Sucht Halt um jeden Preis |
| Kalium carbo-nicum | Ignoranz der eigenen Bedürfnisse |
| Rhus toxico-dendron | Fühlt sich festgelegt und eingeengt, möchte fliehen |

Wir stecken noch so stark in einem Anpassungszwang, dass wir eigene Wünsche und Bedürfnisse so gut wie gar nicht ernst nehmen. Der Impuls kommt dann sozusagen scheinbar „von außen", als Hexenschuss. Wir müssen uns wahrnehmen, die Kraft aufbringen, uns gegen (Familien-)Rituale und (Gruppen-)Meinungen zu stellen oder uns bewusst für sie zu entscheiden. Anderen dienen, sich anpassen, weil man es so - meist in der Kindheit - gesehen, erlebt und gelernt hat, sich „krumm machen" für Schutz und Sicherheit: Diese Verhaltensmuster müssen hinterfragt und relativiert werden. Dabei ist es auch notwendig, zu klarer Kommunikation bezüglich der eigenen Bedürfnisse und Achtungswünsche zu gelangen.

In diesen Prozessen und bei der Auflösung solcher Themen helfen uns homöopathische Substanzen durch die feinen Signale, die sie an unser vernetztes Unbewusstes senden. Dabei ist die Bandbreite und Differenziertheit dieser Informationen immens, weil praktisch jeder Stoff eine spezielle fein-stoffliche Information für uns bereithält. Wie wir uns dieser Information nähern, ob auf den leichten Füßen der Hochpotenzen oder etwas rustikaler mit dem Urstoff oder der Niederpotenz, ist fast schon gleichgültig. Wichtig ist, dass wir das für uns Richtige überhaupt erkennen.

# Hohe und tiefe Potenzen im Einklang: das Schüßler-Salz Calcium fluoratum

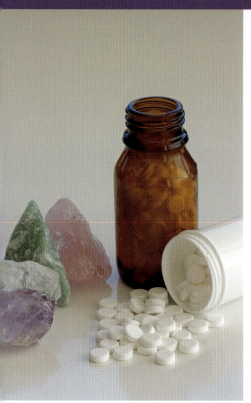

Sowohl die Deutung einer Arzneimittelsignatur als auch die Wirkungsweise homöopathischer Substanzen lassen sich am Beispiel der Schüßler-Salze sehr gut veranschaulichen.

Schüßler-Salze sind rein homöopathisch aufbereitete Präparate in den Potenzen D6 bzw. D12, deren Wirkungen Dr. Wilhelm Schüßler (1821 – 1898), der Begründer der biochemischen Heilweise, entdeckt und zusammengestellt hat. Spannend ist dabei die Tatsache, dass Wilhelm Schüßler selbst seine Salze nicht als „Homöopathie" verstanden bzw. mit dieser verwechselt haben wollte. Obwohl er selbst anfangs klassisch behandelt hatte, stand er der Homöopathie später eher abweisend gegenüber und lehnte Eckpfeiler des homöopathischen Denkens und Vorgehens wie z.B. das Ähnlichkeitsprinzip bzw. die Arzneimittelprüfungen grundsätzlich ab. Seine homöopathisch arbeitenden Kollegen wiederum sprachen verächtlich von „Düngemitteln".

In den letzten Jahren wurde die Anwendung dieser Salze äußerst populär. Viele Menschen, die sich der Naturheilkunde öffnen, setzen sich mit dieser Therapieform auseinander. Inzwischen stellt sich auch die Situation „zwischen den Fronten" aufgeklärter und entspannter dar. So erklärte z.B. Hans-Heinrich Jörgensen, der Vizepräsident des Biochemischen Bund Deutschlands e. V., im Jahr 2000 in Freiburg: „Beides ist möglich und funktioniert auch, denn schließlich sind die Salze ja nach den Regeln der Homöopathie aufbereitet. Aber die Indikationsansprüche, die Zielrichtung, die Erscheinungen, die behandelt werden sollen, sind andere, ob ich mit meiner Arznei schlicht Mineralmängel beseitigen will, oder ob ich entsprechend dem homöopathischen Arzneibild Konstitutionen verändern will."

Im Alltag werden die Schüßler-Salze vorrangig mit der körperlichen Ebene in Verbindung gebracht. Da, wie wir inzwischen verinnerlicht haben, alle Stoffe einen geistigen Hintergrund aufweisen, ist es interessant zu betrachten, welche Erkenntnisse wir aus dieser Sicht gewinnen und wieweit diese mit den stofflichen Erfahrungen korrespondieren, diese bestätigen und /oder ergänzen.

Unser Augenmerk liegt dabei natürlich auf der Beschreibung der höheren Potenzen, da erst diese dazu geeignet sind einen deutlichen Wandel auch auf der geistigen Ebene zu initiieren. Streng genommen werden die körperliche und die geistige Ebene nicht wirklich von den Nieder- oder Hochpotenzen bedient. Denn bis zu in welche Behandlungsebene eine Potenz wirkt, hat viel mit dem mehr oder weniger stark entwickelten Bewusstsein eines Menschen zu tun.

Wir erinnern uns: Jede Substanz steht für eine ihm speziell zuordenbare psychologische Bedeutung bzw. Botschaft, die wir unter anderem über die Betrachtung der Signatur, also dem Verhalten bzw. Vorkommen etc. der jeweiligen Pflanze, eines Tieres oder einer Verbindung in der Natur definieren. In der Betrachtung nach Dr. Schüßler gilt beispielsweise Calcium fluoratum, der Flußspat, als das Salz für das Bindegewebe, die Gelenke und die Haut. Es verleiht dem Bindegewebe Festigkeit, ist in den Zellen der Oberhaut, den Knochen, im Schmelz der Zähne und allen elastischen Fasern enthalten und wirkt sich entlastend auf den Kreislauf aus.

Dem entsprechend wird es bei Knochen- und Zahnerkrankungen, Bandscheibenschäden, bei Osteoporose, bei Gelenkbeschwerden, Arteriosklerose, zur Festigung von Gefäßen, und z.B. bei Krampfadern empfohlen. Frühzeitige Hautalterung, Hautelastizitätsverlust und Organsenkungen werden ebenso erwähnt wie Hornhautbildungen bzw. Grauer Star. Auch die typischen Indikationen in der Homöopathie sprechen eine ganz eigene Sprache, wie die folgende Tabelle mit einigen Symptomen und ihren Bedeutungen zeigt.

| Gewebsverhärtungen | Glauben, sich gegen Verletzungen abschotten zu müssen. Sich ein dickes Fell zulegen. |
|---|---|
| Narben | Nicht bewältigte Verletzungen. |
| Verhärtete Lymphknoten | Eine Abwehrsituation verkapselt, in sich versteinert haben. |
| Verhärtete, warzenähnliche Hautstellen | Sich selbst verhärtet und zurückgenommen haben. |
| Krampfadern | Sich krampfhaft im Leben zurückhalten. Sicherheit ist wichtiger, als die eigenen Potentiale leben zu können. |
| Hämorrhoiden | Hält krampfhaft seine Kritik zurück. |
| Leistenbruch | Sich nicht trauen, den eigenen Weg zu gehen. |
| Nabelbruch | Die innere Sicherheit ist aufgrund von Verletzungen verlorengegangen. |
| Bänderschwäche | Geschwächte Eigendynamik. |
| Gedehnte Bänder (Schlottergelenke) | Folgen zu starker Anpassung an andere (vermutlich schon als Generationsproblem). |
| Hornhaut | Sich abschotten, sich absichern wollen, damit der Kontakt nicht zu gefährlich wird. |
| Schrunden, rissige Haut | In sich zerrissen sein, ob die eigene oder die vorgegebene Entscheidung richtig ist. |
| Schuppen | Unsicherheit in der eigenen Denk- und Handlungsweise. |
| Nagelverwachsungen | Abwehrreaktionen gegen sich selbst statt gegen andere |

Betrachten wir diese Indikationen, so liegt nahe, dass Calcium fluoratum - oder **Calcium fluoricum**, wie wir es als Homöopathen nennen - mit dem Fehlen von Stabilität, Halt und Festigkeit zusammenhängt. Gleichzeitig scheinen willkürliche Verhärtungen zu entstehen, die als Elastizitätsverlust einen Verlust der Flexibilität symbolisieren.

## „Sucht Halt um jeden Preis"

Um zu verstehen, woher diese „Haltlosigkeit" kommen könnte, wollen wir einmal das Mineral Flußspat betrachten. Flußspate können in den verschiedensten Farben auftreten. Am bekanntesten sind wohl die violette bzw. die blauen bzw. türkisfarbenen Varianten.

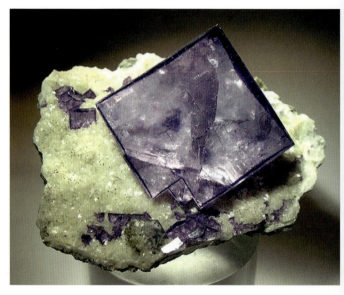

Aufgrund seiner geringen Härte wird er gern von Steinschneidern zur Herstellung von Figuren und wegen seiner Farbenvielfalt für Schmuckimitate verwendet. Flußspat wird in vielen technischen Prozessen als so genanntes Flussmittel benötigt, er erleichtert die Handhabung geschmolzener Stoffe, macht Stoffe sozusagen „geschmeidig". Wegen seiner Lichtdurchlässigkeit erlangte er große Bedeutung in der optischen Industrie.

Flußspat fließt, macht geschmeidig, ist anpassungsfähig und schmückt. Er benötigt jedoch andere, hier die metallischen Einlagerungen, z.B. um zu „glänzen", ist dabei selbst haltlos und beeinflussbar. Seine sichtbare Struktur offenbart jedoch eine Schönheit, die ein Mensch, der Calcium fluoricum benötigt, erst einmal in sich selbst statt im Außen finden muss.

# Die hohe Kunst des Loslassens

In einer solchen Calcium-fluoricum-Lebenssituation finden wir häufig Menschen vor, die zu wenig innere Sicherheit besitzen und intensiv nach Unterstützung und Halt suchen. Dabei ist es fast gleichgültig, woher dieser Zuspruch stammt und ob die Chemie immer „stimmt". Sie sind manchmal mutlos, weil sie sich früh anpassen mussten. Solche Anpassungssituationen entstehen z.B. dann, wenn Eltern und Kinder charakterlich, emotional oder energetisch sehr unterschiedlich sind.

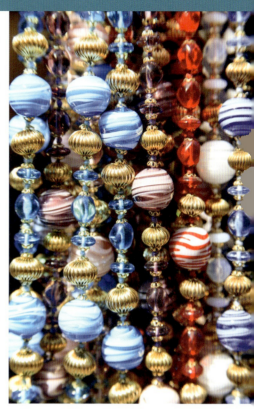

Die Behandlung mit Calcium fluoratum bewirkt eine Loslösung von Persönlichkeiten in der Umgebung oder aus der Kindheit, von denen sich der Patient Hilfe und Sicherheit versprochen hat, die aber vermutlich nie gewährt wurde. Wir haben uns verbogen, um Unterstützung und Halt zu bekommen und beginnen nun, zu uns selbst zurückzufinden.

In einer kreativ-homöopathischen Behandlung kann diese Thematik natürlich immer nur ein Aspekt einer Belastungssituation sein. Oft sind die Symptome, die wir ausbilden, um unsere Situation darzustellen, vielfältig und auf den ersten Blick und vor allem für uns selbst nicht als „Sprache" erkennbar.

Wenden wir uns mit unseren alltäglichen vielleicht schon schmerzhaft manifestierten Symptomen an einen Therapeuten, kommen wir im Laufe der Behandlung recht schnell an jenen Punkt, der im Grunde alles entscheidet. Fast in jeder homöopathischen Behandlung fällt irgendwann das Wort „Loslassen". Das Loslassen bisheriger Verhaltens- und Denkmuster ist wichtig um gesund zu werden. Oft genug schauen wir dann hilflos und mit großen Augen um uns und vermitteln, dass wir im Grunde nicht wissen, wo wir jetzt nun schon wieder „Loslassen" sollen.

Haben wir nicht inzwischen eine gesunde Einstellung zu uns selbst und unserem Bewusstsein entwickelt? Wissen wir nicht, dass Individualisierung wichtig ist und Eigenverantwortung sowieso? Wo und vor allem was sollen wir denn noch alles „loslassen"?

Um diese Thematik erfassen zu können, ist es sinnvoll, auf die Weisheit unserer Sprache zurückzugreifen. Dort gibt es das Wort „Vorstellung", eine „Vorstellung loslassen". Das Wort „Vorstellung" bedeutet wortwörtlich, dass etwas vor die Realität, vor das wirkliche Leben gestellt wurde. Jede Persönlichkeit hat eine eigene Lebensdynamik, die auf der Basis dessen, was dieses Individuum oder dessen Seele sich selbst kreiert hat, entsteht.

In der Praxis kommt es häufig vor, dass Patienten individuelle Vorstellungen von ihren eigenen Eltern haben. Als Kinder waren wir sicher, dass die Eltern allwissend und „allfähig", die Nachfolger vom lieben Gott sind. Der Vater war allmächtig, die Mutter ebenso auf einer anderen Ebene.

Sie haben uns beschützt, sie haben uns dirigiert und den Weg gewiesen. Bei vielen Menschen ist durch die primäre Sozialisation der Geburt der unbewusste Inhalt des Gottesbegriffes ziemlich identisch mit dem unbewussten Inhalt des Elternbegriffes.

Erst später, wenn wir älter und reifer geworden sind, stellen wir fest, dass die Eltern auch nur ganz normale Menschen sind. Unser Wertesystem verändert sich, die sekundäre Sozialisation setzt ein. Dabei ist die Bereitschaft dies wahr zu nehmen ausschlaggebend. Sehen wir die Eltern als ganz normale Menschen, lösen wir sie heraus aus unseren Idealvorstellungen der absolut optimalen, schützenden und liebevollen Funktion, dann geht uns möglicherweise unser Halt und somit der unbewusste Gottesbegriff verloren. Mit diesem Schritt gehen wir mehr in die für unser Leben wichtige Eigenverantwortlichkeit.

Dies sollte Grund genug sein, das unbewusste Idealbild von unseren Eltern und auch das von Gott in Frage zu stellen und gegebenenfalls durch Liebe und Selbstliebe zu ersetzen.

Diese individuelle Lebensdynamik wird gewöhnlich kontrolliert durch unsere bewussten Gedanken, Vorstellungen und Glaubenssätze, die gewöhnlich aus der alten Tradition geprägt sind. So ist es beispielsweise nicht erlaubt sich zu trennen, da es die Kirche verboten hat, egal wie glücklich oder unglücklich die Menschen sind. Diese unbewussten Diktate oder Glaubenssätze gilt es loszulassen.

Wenn ein Mensch begriffen hat, dass bestimmte Rituale und verinnerlichte Glaubenssätze „vor seiner eigenen Lebensdynamik stehen", also vorgestellt sind, hat er in diesem Augenblick die Möglichkeit, sich zu transformieren und sein Leben auf seine eigenen Bedürfnisse abzustellen.

In unserer Kultur ist Loslassen kontraproduktiv, denn Sicherheit, Gewohnheit, Tradition geben Schutz und ordnen unser Leben, indem Grenzen gesetzt werden. Loslassen ist grenzenlos, haltlos, unsicher. Es bedarf großer innerer Sicherheit um mit Freiheit umgehen zu können. Die Anforderung, mit Freiheit und innerer Selbstbestimmung umgehen zu lernen, ist ein wesentlicher Teil wirklicher Gesundheit.

Es ist wichtig zu akzeptieren, dass die Welt anders ist, als wir sie uns in der Kinderzeit vorgestellt haben oder wie sie uns aufgrund traditioneller Rituale vorgegeben wurde. Die Welt besteht aus vielen Möglichkeiten, die alle mehr oder weniger gleichberechtigt nebeneinander existieren. Wird dies begriffen, akzeptiert und umgesetzt, entsteht Toleranz und Akzeptanz. Das Leben bekommt Leichtigkeit und durch Toleranz wird es zum Spiel.

Toleranz ist die Basis von Loslassen können bzw. loslassen wollen. Erst wenn Toleranz entstanden ist, besteht die Möglichkeit zu wählen. Unsere Vorstellungen geraten ins Wanken und wir können die Vorstellungen und Glaubenssätze verändern. Der große Vorteil dabei ist, dass unser Leben individueller wird, dass wir dasjenige im Leben nutzen können, was letztendlich uns und unserer Lebensdynamik entspricht. Das Leben kann auf diese Weise viel wertfreier werden und strukturierter.

Damit wird das „Loslassen" besonders wichtig um gesund zu sein, vielleicht sogar lebenswichtig. Erst in dem Augenblick, in dem wir die Fähigkeit der Wahl und damit die Fähigkeit des Loslassens erworben haben, sind wir in der Lage, unser individuelles Leben so zu gestalten, wie es uns als Persönlichkeit entspricht.

Insgesamt geht es darum, so zu wachsen, dass wir uns der Gewohnheit entgegenstellen können. Wir können ein Morgen finden ohne das Heute zu zerstören. An dieser Stelle helfen homöopathische Arzneien, die bei Gewissensangst und Schuldgefühlen wesentlich sind. Im Folgenden wollen wir einmal eines unserer Lieblingsgetränke, den Kaffee, etwas näher betrachten.

# Kaffee,
# der Motivationsschub am Morgen?

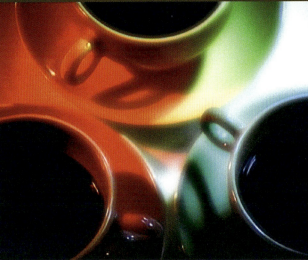

Kaffee ist nicht nur feinstofflich ein beliebter Motivationsmotor, er hilft auch vielen von uns, „in den Tag zu kommen". Kaffee symbolisiert das Schuldgefühl uns selbst gegenüber.

Er hilft uns in jenen Momenten, in denen wir unsere eigenen individuellen Impulse der Absicherung oder der Gemeinschaft opfern. Dabei ist ein Verlangen noch nicht pathologisch. Wenn wir jedoch Ekel entwickeln oder Unverträglichkeiten, spätestens dann sollten wir unseren Lebensentwurf überdenken. Nicht umsonst gehen so viele Magenerkrankungen mit Kaffeegenussproblemen einher.

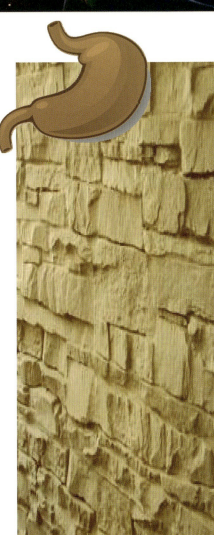

Der **Magen** steht schließlich für unser tiefes Bedürfnis nach **Urvertrauen und Nestwärme**. Vertragen wir Kaffee nicht mehr, können und wollen wir vielleicht das ständige Gegen-uns-selbst-Handeln nicht mehr kompensieren.

### Der „Deal" mit dem Image
In traditionellen Strukturen werden Anerkennung und Nestwärme gegen Image und Versorgung „gehandelt". Bricht ein Teil davon zusammen wird neben den existentiellen Ängsten der eigene Wert (selbst) in Frage gestellt.

### Magendruck
Fühlt sich in einer Gemeinschaft unwohl, da das Sicherheitsbedürfnis als Abhängigkeit erlebt wird.
Erwartungshaltungen verletzen und belasten die eigene Entwicklung.

Konflikte werden nicht ausgetragen,
sondern enden in **Schuldzuweisungen**.
Wenig Bezug zum eigenen Gefühl.

## Coffea cruda

Der Legende gemäß soll einigen Hirten aus der äthiopischen Region Kafra aufgefallen sein, dass die Ziegen, die von einem Strauch mit weißen Blüten und roten Früchten gefressen hatten, munterer herumsprangen als die anderen Tiere. Als ein Hirte selbst die Früchte dieses Strauchs probierte, stellte er diese aufregende und belebende Wirkung auch bei sich selbst fest. Die Mönche eines nahe gelegenen Klosters, die von den Hirten um Rat gefragt worden waren, bereiteten aus der Pflanze mit Kirschen ähnelnden Früchten einen Aufguss und stellten fest, dass sie selbst viel länger wach bleiben und beten konnten.

Coffea arabica, der rohe Kaffee, wird aus Steinfrüchten verschiedener Kaffeepflanzen gewonnen, deren Qualitäten je nach Anbaugebiet variieren. Kaffeepflanzen sind anspruchsvoll und benötigen ein ausgeglichenes feucht-warmes Klima. Sie sind allzu großer Hitze und direkter Sonne ebenso abgeneigt wie Temperaturen unter 13°C.

In Europa wurde 1683 das erste Wiener Kaffeehaus eröffnet und zu Hahnemanns Zeiten breitete sich der Kaffee, der bereits 1673 in Bremen erstmals ausgeschenkt worden war, über ganz Deutschland aus. Die Idee, die Bohne zu destillieren, stammt übrigens von Johann Wolfgang Goethe. Davon inspiriert entdeckte der deutsche Chemiker und frühere Apothekerlehrling Friedhelm Ferdinand Runge das Koffein.

### Schuldgefühle, sich der Situation aber nicht stellen.

Kaffee wirkt aufgrund seines Koffeingehaltes aufmunternd, er hat jedoch, da das Schlafzentrum im Gehirn besser durchblutet wird, in den ersten Minuten eine Schlaf fördernde Wirkung. Wird dieser Zeitpunkt übergangen, entfaltet sich die anregende, scheinbar motivierende Wirkung des Kaffees. Viele Menschen benötigen Kaffee, oft gesüßt, als Belohnung. Mit etwas sahnigem Luxus verträglicher gestaltet, dient er dazu zu motivieren, scheinbar fremdbestimmte Tagesaufgaben zu bewältigen und somit stabiler gegen die eigentlichen Bedürfnisse handeln zu „können".

Um die Bedeutung der homöopathischen Arznei Coffea cruda in einer Hochpotenz zu verstehen, müssen wir sowohl die Signatur von Kaffee als auch wichtige Gemütssymptome von Coffea cruda beachten. Diese sind beispielsweise

- Angst, als ob man ein Verbrechen begangen hätte,
- klammert sich an Personen oder Möbel,
- Schreckhaftigkeit beim Einschlafen,
- Schreckhaftigkeit im Schlaf,
- Furcht vor Berührung,
- Furcht vor dem Tod bzw. Tod durch Schmerzen,
- Wahnidee von Verbrechern,
- glaubt, das Paradies zu sehen.

Auf der körperlichen Ebene ist das Symptom

- Herzklopfen mit Nervosität nach Erregung, nach Freude

sehr typisch. Dann eine

- innere Unruhe und Schlaflosigkeit, durch Gedankenzudrang.

Betrachten wir diese Symptome einmal in einem Zusammenhang, so zeigt sich folgendes Bild: Ein Mensch, der selbst das Gefühl hat etwas Schreckliches oder Falsches getan zu haben und deswegen von Schuldgefühlen geplagt wird, ist schreckhaft und wartet darauf, „abgeholt" und möglicherweise verurteilt zu werden und unter Schmerzen und Folter zu sterben. Die Coffea-Lebenssituation, bei Coffea tosta noch viel extremer, ist geprägt von Schuldgefühlen. Oberflächlich betrachtet sind jene Schuldgefühle dann vorhanden, wenn ein Mensch sich an die Erwartungen anderer gebunden fühlt.

## Aus der Perspektive der Eigenverantwortlichkeit entstehen die Schuldgefühle dann, wenn ein Mensch sich zu sehr angepasst hat, wenn er gegen sich selbst, seine Fähigkeiten, Neigungen, seine Individualität handelt.

In der Coffea-Lebenssituation geht es darum, sich selbst treu zu bleiben und auch die eigenen Motivationen nicht zu verleugnen. Die Thematik von Coffea cruda als Grundthematik traditioneller Beziehungen, ist derart dominierend, dass sie alle Varianten des Gegen-sich-selbst-Handelns zur Bearbeitung reaktiviert. Dies ist wesentlich, damit ein Mensch die Wertung seiner vermeintlichen Schuld auflöst und mehr und mehr ein genussvolles Leben führen kann.

Hahnemann gab in seinen Anfängen dem sich ausbreitenden Kaffeegenuss die Schuld an der Ausbreitung vieler Krankheiten, widerrief dies allerdings später in seinem Buch „Die chronischen Krankheiten" mit der Begründung, dass er zu diesem Zeitpunkt die Miasmen als die von den Seuchen abgeleiteten Strukturthemen bestimmter Erkrankungen noch nicht erkannt hatte.

Inzwischen zeigen die mit der Homöopathie gemachten Erfahrungen, dass wir uns in etwa verhalten wie der Bildschirm eines Fernsehgerätes. Die einzelnen belastenden Themen entsprechen verschiedenen Programmen, die im Unbewussten parallel ablaufen. Wie mit einer Fernbedienung können wir nun durch die einzelnen Kanäle „zappen", indem wir uns mit unterschiedlichen Impulsen konfrontieren und so über das Resonanzprinzip die verschiedenen, unbewussten Lebensthemen aktivieren.

Werden wir homöopathisch z.B. gegen Kummer behandelt, so wirken die entsprechenden Arzneimittel in uns. Trinken wir jetzt beispielsweise einen Kaffee, wird sich unser Fokus, der sich bisher auf das Hier und Jetzt, auf die akute Kummerthematik gerichtet hatte, kurzfristig auf das Thema des Stoffes oder des Nahrungsmittels, in diesem Fall des Kaffees umstellen. Bei Coffea ist dies nun einmal das wichtige Thema des Schuldgefühls gegen sich selbst.

Dass nicht nur Hahnemann den Kaffee für schuldig an scheinbar unerwünschten Entwicklungen hielt, zeigt sich in folgender Anekdote: Der schwedische König Gustav III wollte beweisen, dass Kaffee giftig sei. In der Sage heißt es, dass er dazu zwei zum Tode verurteilte Häftlinge begnadigt hat. Der eine musste jedoch täglich Tee trinken, der andere Kaffee. Beide sollen übrigens die überwachenden Ärzte und den König überlebt haben. Das Gerücht von der antidotierenden Wirkung des Kaffees bei homöopathischen Therapien hält sich selbst in Fachkreisen noch immer hartnäckig. Im Prinzip wird durch diese Fehleinschätzung die Wirkung homöopathischer Mittel nicht nur unter-, sondern auch völlig falsch eingeschätzt.

Das Thema des Kaffees, die Schuldgefühle sich selbst gegenüber, ist für jeden von uns so wesentlich, dass sich dieses Thema sofort am Körper abbildet und bisherige Themen auf die zweite, nicht sichtbare Position verbannt. Dass bisherige Symptome plötzlich „verschwinden", ist für einen Moment verwirrend.

Dennoch „vergisst" unser Unbewusstes das ursprünglich gerade bearbeitet Thema, hier die Kummerthematik, ganz sicher nicht. Es „rutscht" lediglich für den Moment in eine untergeordnete Position.

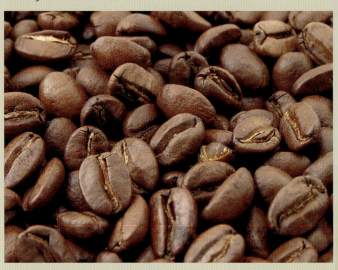

Da es sich bei Kaffee um ein wesentliches Lebensthema handelt, nämlich die Treue zu sich selbst, wird bei dem Genuß von Kaffee stets der Verrat an diesem Thema in vielleicht hundertfachen Geschichten, die im Unbewussten liegen, reaktiviert werden. Kurz gesagt, es wird umgehend auf das Programm „Schuldgefühle gegen sich selbst" bzw. „fehlende Treue zu sich selbst" umgeschaltet.

Die vorher gegebene homöopathische Arznei hat dennoch das Thema, das zu der jeweiligen Arznei gehört, aktiviert. Diese Aktivierung führt in einen Verarbeitungsprozess auch wenn sich das Thema im Moment nicht am Körper abbildet. Und obwohl durch den Kaffeegenuß ein anderes Programm im Körper und damit „am Bildschirm" sichtbar geworden ist.

Einen ähnlichen **Effekt** finden wir auch bei den **Arzneimittelprüfungen** in der Kreativen Homöopathie. Jede Mittelgabe aktiviert erst einmal die entsprechenden Themen in uns und so ähnelt eine mentale Arzneimittelprüfung auch an Gesunden immer einer „Behandlung".

Diese Aktivierung kann dann das Thema an uns abbilden. Je nachdem, wie (stark) das jeweilige Krankheitsthema uns berührt, in uns vielleicht sogar verdrängt oder in uns vernetzt ist, geschieht dies als emotionales Symptom, als körperliches Erspüren aber auch als inneres mentales Bild.

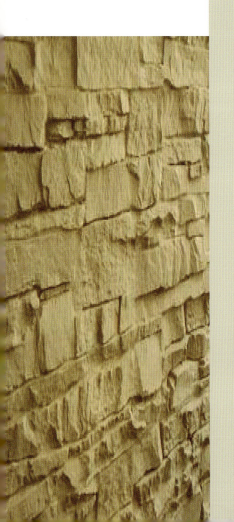

# Grundlagen der Homöopathie: Wurzeln und Entwicklung

Homöopathie gilt als sanfte, aber manchmal langsame und träge wirkende Heilmethode. Doch gerade der „Hochpotenz-Homöopath" weiß aus eigener Erfahrung, dass das richtig gewählte Mittel in „kleiner Gabe" – nämlich in Hochpotenz – ein Leiden innerhalb von Minuten auch tatsächlich vollständig heilen kann. Dennoch scheinen wir Patienten manchmal gemeinsam mit unserem Therapeuten sozusagen „vor einer Wand" zu stehen. Wo eben noch Wirkung war, finden wir nun spürbare Blockaden, die eine erfolgreiche, umfassende homöopathische Heilung akuter Belastungsthemen verhindern.

Nicht immer sind wir in der Lage, den Grundsatz des „Innen wie Außen", die tatsächliche Spiegelbildlichkeit der menschlichen und aller Natur, zu verinnerlichen. Denn zu Ende gedacht bedeutet die Akzeptanz dieses Weltbildes, dass wir erkennen: Alles, was existiert, hat einen Resonanzboden in uns. Dieser wird fixiert und „auf Wiedervorlage gelegt", wenn wir an einem Thema emotional festhalten, d. h. wenn wir uns von einer Emotion nicht lösen können oder richtiger: nicht lösen wollen. Es liegt also in der eigenen Verantwortung, ob wir krank oder gesund sind, ob wir etwas festhalten oder alles „Erkannte" wieder loslassen. Es geht ausschließlich um Eigenverantwortung. Ein schwieriger Ansatz, wenn wir bedenken, dass der Weg des geringsten Widerstandes doch stets darin besteht von uns abzuwälzen, was wir gern als Ursache oder gar als „Schuld" bezeichnen. Aber diese Schwierigkeiten hat der moderne Mensch nicht allein.

Vor etwas mehr als 200 Jahren war die Medizin Hahnemanns revolutionär. Sie führte straffe Schemata für die Erfassung der Krankheitssymptome und deren Behandlung sowie für die Arzneimittelherstellung ein. Ungefähr zur gleichen Zeit begann auch die Chirurgie, sich langsam vom Handwerk des Feldschers oder Baders zu einer Wissenschaft zu entwickeln. In ihrem Gefolge erkannte man auch erste funktionelle Zusammenhänge zwischen inneren Organen, deren Fehlfunktionen und den daraus resultierenden Krankheitssymptomen. Symptome wurden somit fest mit einzelnen Krankheiten verknüpft und in der Folge ebenso fest mit bestimmten Medikamenten in Verbindung gebracht, die mit einer hohen Wahrscheinlichkeit diese speziellen Erkrankungen lindern oder heilen konnten.

Hahnemann war nicht nur ein eifriger Forscher, sondern auch ein Heiler mit missionarischem Eifer. Er sah die Möglichkeiten der neuen Behandlungstechnik und den Vorteil, den diese für seine Patienten und Kollegen brachte: Ein Arzt brauchte nicht die genaue Bezeichnung einer Krankheit zu kennen, um diese behandeln zu können. Er musste seinem Patienten lediglich gut zuhören. In einem vom Therapeuten gesteuerten Gespräch sollte ein Patient seiner Auffassung nach einfach die Symptome nennen, welche mit den Aufzeichnungen der Arzneimittelprüfungen verglichen wurden.

So fand der Behandler das geeignete Arzneimittel für die Beschwerden des Patienten. Gleichzeitig war die Arzneimittelsicherheit bei der Herstellung des Homöopathikums in der Apotheke gewährleistet, da dem Apotheker mit dem Rezept zugleich eine genaue Herstellungsanweisung an die Hand gegeben werden konnte. Für den Homöopathen war also die Zeit hochgiftiger, nicht hinterfragter Cocktails mit ständig schwankenden Zusammensetzungen und Mengenverhältnissen vorüber.

Die Einführung der Homöopathie in die Behandlungspraxis war auch ein wesentlicher Teil der Geburtsstunde der modernen Medizin, wie wir sie heute kennen und als selbstverständlich hinnehmen. Warum haben sich dann aber die Medizin der Gegenwart und die Homöopathie Hahnemanns voneinander entfernt? Warum stehen sie sich häufig sogar feindlich gegenüber?

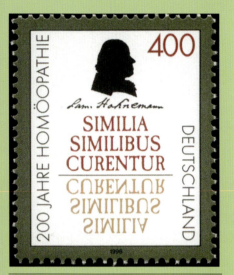

In der Infektionslehre konnten Krankheitsbilder nun speziellen Erregern zugeordnet werden. So wurde aus der bis dahin vorherrschenden Behandlung der Krankheitssymptome bald ein Kampf gegen einzelne Erreger. Medikamente, die einen bestimmten Erreger bekämpften, waren dann automatisch die Mittel der Wahl zur Behandlung der zugeordneten Infektionserkrankung.

Bald schuf sich die klassische Medizin ein System aus einzelnen Erkrankungen, die jeweils fest mit einigen Symptomen und wenigen Arzneimitteln verknüpft waren. Ein gewisses Schubladendenken begann sich wieder zu etablieren. Besondere Bedeutung kam auch der Entdeckung des Penicillins zu, die es ermöglichte, viele bis dato lebensbedrohliche Infektionskrankheiten zunächst rasch zu kurieren. Es begann der Wettlauf zwischen Erreger und Antibiotikum.

Von Seiten der Apotheker wurden beide Heilweisen zunächst als gleichwertig betrachtet, war es doch egal, ob man 15mg Chinin in 100g Milchzucker verrührte und anschließend zu Tabletten presste oder ob man 10 Tropfen einer 1%igen Chininum-Lösung in zwei Stufen zur C2 verschüttelte. In beiden Fällen war es pharmazeutische Handwerkskunst, die sich im Aufwand kaum unterschied.

In den Folgejahren entwickelte sich jedoch die pharmazeutische Industrie, die aus den anfänglich wenigen Tausend Einzelwirkstoffen der „normalen" Medizin einige Hunderttausend Arzneimittel im industriellen Maßstab herstellte. Aus den 15mg wurden schnell 15kg, aus denen man Hunderte Tabletten pressen kann. Durch die Herstellung großer Mengen sanken die Produktionskosten erheblich, so dass der Apotheker als Arzneimittelhersteller nicht mehr konkurrenzfähig war, sondern sich zum Verkäufer der fertigen Tabletten und Mittel entwickelte.

Ärzte und Apotheker können heute auf mehr als 100.000 Fertigarzneimittel zurückgreifen, ohne sich selbst Gedanken über ihre Zusammensetzung oder Entwicklung machen zu müssen. Manche Ärzte und Therapeuten lehnen sich gegen diese Bevormundung auf, indem sie selbst Rezepturen kreieren, die vom Apotheker meist als Salben angerührt werden. Für so manchen Apotheker ist dies heute der letzte Rest dessen, wozu er ausgebildet wurde und was ihn ursprünglich zu diesem Studium veranlasste.

Die Homöopathie hat es jedoch bis heute kaum zu einer derartigen Industrialisierung gebracht. Immer waren es nur individuelle Ansätze oder kleine Mengen, die für einen bestimmten Patienten zusammengestellt wurden und keine großen, wirtschaftlicheren Ansätze für „alle Menschen mit Schnupfen". Nicht zuletzt deshalb, weil die Motive für das „Nase voll haben" vielfältig sind und unterschiedlicher Homöopathika bedürfen, welche die unterschiedlichen Motive eines „Die-Nase-voll-Habens" abdecken.

Ursprünglich in Amerika etablierte, homöopathisch arbeitende Krankenhäuser mussten schließen, weil das neu entdeckte Penicillin ein größeres Behandlungsspektrum scheinbar sicherer abdeckte.
Dagegen konnte die anspruchsvollere, für jede Lebenssituation eine spezielle Arznei fordernde homöopathische Therapie, nicht „mithalten".
Erst nach vielen Jahrzehnten stellte sich heraus, dass diese Form der Medikation, so einfach und sicher sie auch zu sein schien, lediglich eine unterdrückende, keine heilende Wirkung hatte.
Mehrere Generationen später kämpft die „Schulmedizin" gegen Resistenzen an. Das einfache Rezept „funktioniert" eben doch nicht wirklich. Auch aus diesem Grund erlebt die anspruchsvolle, den Therapeuten zum Selber Denken auffordernde Homöopathie heute eine solche Renaissance.

So fehlte auch das Interesse der Industrie an der Herstellung solcher Arzneien: Es drohten kleinste Chargengrößen und intensive Lagerhaltung. Jene Firmen, die heute ausschließlich Homöopathika herstellen, werden zwar der pharmazeutischen Industrie zugeordnet, sind jedoch eher Manufakturen mit viel Personal und geringeren Gewinnmargen.

Weiterhin führte die Entwicklung der Medizin durch wissenschaftliche Beobachtung zu einer engen Verknüpfung mit anderen Naturwissenschaften. Die Chemie ist heute zuständig für die Entwicklung und Synthese der Medikamente. Biochemiker erklären deren Wirkmechanismen. Physiker suchen nach Bauteilen von Lebewesen, deren Bauprinzipien dabei helfen können, technische Vorrichtungen zu optimieren. Dosis-Wirkungs-Relation, Synthetika und Bioverfügbarkeit bestimmen heute die Terminologie und haben oft die Lehre von den Symptomen verdrängt.

Alle Naturwissenschaftler bringen ihre Nomenklatur und ihr Weltbild in die moderne Medizin ein. Gleichzeitig bringen sie aber auch Annahmen und Postulate ein, die sie als unumstößlich ansehen, so dass sie nur auf diesem Fundament bereit sind, weitere Theorien aufzubauen. Die wichtigste und sogar aus dieser Sicht verständlichste Grundannahme ist dabei die Frage nach der Konzentration eines Stoffes, unterhalb der es keine Wirkung geben kann bzw. aus ihrer Sicht keine Wirkung geben dürfte. Homöopathie ist nach dieser Lesart gleich ad absurdum geführt, arbeitet man doch mit Verdünnungen, die unsinnig und sogar unmöglich sein sollen.

Andererseits ist man durchaus bereit, das „Unstoffliche" zu akzeptieren, wenn es dem Erklärungsmodell dient. Denken wir einmal an die Wirkung von Pheromonen – Sexuallockstoffen – auf Schmetterlinge. Hier verkündet die Biologie stolz, dass die Sinneszellen der Seidenspinnermännchen ihre Weibchen allein durch den Geruch über mehr als 10 km hinweg aufspüren. Dabei ist von einer Konzentration von ca. 1000 Molekülen pro Zentimeter die Rede. Hier liegen ähnlich „astronomische" Verdünnungen vor wie in der Homöopathie, handelt es sich doch um wenige Nanogramm in mehr als einhundert Kubikkilometern Luft. Und selbst wenn es sich dabei um langkettige Moleküle handelt, die sozusagen in der Luft transportiert werden, bis sie bei den entsprechenden Sinnesorganen ankommen, so wissen wir noch immer nicht, wie diese astronomischen Verdünnungen wirklich wirken oder warum das besagte Seidenspinnermännchen nun ausgerechnet weiß, wo sich diese Moleküle gerade befinden. Wer schon einmal in der Nähe einer Lackfabrik unterwegs war und dabei von einem „Geruchsmolekül" getroffen wurde, während alle Begleiter davon verschont wurden, ist sich vielleicht des allzu Zufälligen in dieser auf den ersten Blick wissenschaftlichen Erklärung der Fähigkeiten dieser Moleküle bewusst. Vielleicht ist es dann doch eher der Flügelschlag des Seidenspinnerweibchen, der das Männchen auf ihre Fährte bringt?

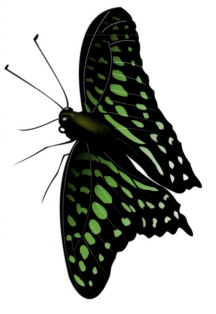

In der homöopathischen Fachsprache ist sehr häufig von „Miasmen" die Rede. Die allermeisten der Themen, mit denen wir uns unbewusst identifizieren, entstammen den Hahnemannschen Miasmen.

Hahnemann stellte die Hypothese auf, dass die „alten" Erfahrungen, speziell die Seuchen unserer Vorleben oder die Erfahrungen unserer Vorfahren in unseren Genen abgelegt seien und ein Terrain für unser heutiges Leben bilden. Vernetzungen von Erfahrungen, die über Generationen hinweg vererbt werden, nannte er „Miasmen". Die Entdeckung der Miasmen war ein wesentlicher Schritt und Meilenstein auf Hahnemanns Weg von seiner anfänglich materiellen hin zur spirituellen Denkweise.

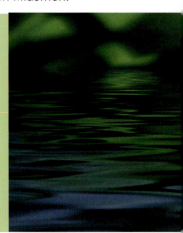

Heute kennen wir diesen Zusammenhang auch aus der Epigenetik, die uns nach neuesten Erkenntnissen die Vererbbarkeit von Erfahrungen lehrt.

Der Begriff der Miasmen selbst entstammt dem Griechischen und bedeutet in etwa „übler Dunst", „Verunreinigung" oder „Befleckung". Ein Miasma bildet das gesamte Terrain einer Erkrankung ab, d. h. den gesamten Umfang an miteinander vernetzten Erfahrungen, die zu bestimmten Erkrankungen führen können.

Jeder Mensch befindet sich jeden Tag in einer Lebenssituation, die er bewältigen muss. Im Beruf oder in seiner Familie will er Konflikte lösen, damit ein Miteinander gewährleistet ist. Anders ausgedrückt: Jeder Konflikt, den ein Mensch lösen will, ist letztendlich nichts anderes als ein Impuls zur Integration eines unbewussten Anteils seiner Selbst. Unter diesem Aspekt betrachtet ist die Lösung eines Konflikts immer ein Schritt zur Bewusstwerdung.

Grundlage jeder Konfliktlösung sind die Erfahrungen, die jeder Einzelne gemacht hat. Diese Erfahrungen definieren, wie jeder Mensch einen bestimmten Konflikt in seinem Leben bewertet. Oft genug basieren die scheinbar individuellen Erfahrungen auf lange existierenden familiären oder sogar kulturellen Ritualen, sie sind geprägt.

So neigt man zu einem bestimmten Verhalten, um nicht aufzufallen, nicht mit einer Tradition zu brechen, nicht aus dem Rahmen zu fallen. Damit sind viele scheinbar individuelle Erfahrungen dennoch vorprogrammiert.

Genau dieses Phänomen, das Gruppenschicksale beschreibt, hat Hahnemann in seinen Miasmen entdeckt. Allerdings kam Hahnemann auf anderem Wege zu dieser Erkenntnis. Er untersuchte die Seuchen und stellte fest, dass diese im Sinne eines Gruppenschicksals Gemeinsamkeiten aufzeigten. Die Menschen, die von einer Seuche befallen waren, hatten einander ähnelnde gemeinsame Symptome.

Jede Seuche hat ein eigenes Symptombild. Hahnemann betrachtete die Seuchen seiner Zeit und zog daraus seine Schlüsse im miasmatischen Sinne. Er definierte drei Erkrankungen: die **Psora** (Milbenkrätze), die **Syphilis** (Lustseuche) und die **Sykose** (Feigwarzenerkrankung), die in dieser Reihenfolge auftraten, wie in den „Chronischen Krankheiten" Hahnemanns nachzulesen ist. Diese Anmerkung ist insofern wichtig, als einige seiner Schüler die Reihenfolge anschließend verändert haben. Wenn wir aber davon ausgehen, dass auch die Seuchen einen Zeitgeist charakterisieren, ergibt die Änderung der Reihenfolge ein verfälschtes Bild. Die genaue zeitliche Abfolge der Seuchen beschreibt den Entwicklungsweg der Menschheit im jeweiligen Kulturkreis.

Das Individuum hat das Bedürfnis, sich aus der reinen Existenzthematik „heraus zu entwickeln". Nicht umsonst findet sich die Syphilis als mittelalterlicher Begleiter überall da, wo ein Individualisierungsprozess im Sinne von Lust und Lebensfreude oder eine „Befreiung" im materialistischen Sinne erwünscht war.

Das auch heute noch Interessante am Konstrukt der Miasmen ist die Erkenntnis, dass so etwas wie ein isoliertes Phänomen nicht existiert. Wir agieren in einem Kontext, den unser Inneres spiegelt. Miasmatisch gesehen bedeutet dies, dass jeder Patient seine täglichen Entscheidungen auf Basis seiner kulturellen und familiären Prägung trifft.

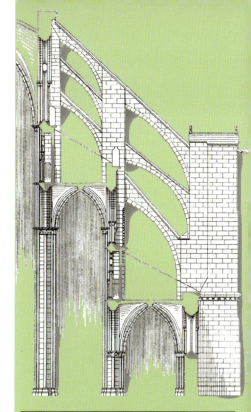

Ein Beispiel: Die Frauen in einer Familie ordnen sich rollengemäß ihren Männern unter, sind aber innerlich mit ihrer traditionellen Rolle nicht einverstanden.

So, wie die Töchter dieser Familie groß geworden sind, werden sie ihre Konflikte auf Basis der ihnen unbewussten Familienprägung ausleben. Wir müssen davon ausgehen, dass Konflikte häufig aufgrund der Situation bearbeitet werden, die uns bewusst ist.
Jedoch ist ein großer, gewichtiger Anteil bei der Konfliktbewältigung geprägt durch den rituellen Familienanteil oder auch den Kulturanteil, der in unserem Unbewussten existiert.
Genauer betrachtet, handelt es sich beim rituellen Familien- und Kulturverhalten um ein Gruppenschicksal.

Aus diesem Zwiespalt entstehen beispielsweise Gallensteine. Die symbolische Bedeutung der Gallensteine ist das Zurückhalten von Zorn und Ärger.

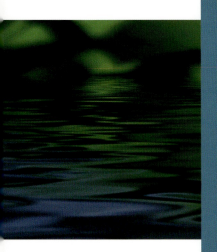

Behandeln wir nun in uns einen aktuellen Konflikt, ohne die Frage zu stellen, warum dieser Konflikt in dieser Art und Weise entstanden ist, werden wir irgendwann an die Grenzen jeder Behandlung stoßen. Natürlich können wir uns eine Weile den Zusammenhängen verweigern, im Ganzen aber nie. Auf der Basis der Kultur- oder Familienprägung werden die gleichen Themen in unterschiedlicher Darstellungsform immer wieder auftauchen. Mit der Entwicklung der Miasmenlehre hat uns Hahnemann gezeigt, dass wir nach dem Ursprung der jetzt entstandenen Situation forschen müssen.

Die Behandlung dieser Ursprünge und damit einhergehend die Veränderung der Kultur- oder Familientradition der individuellen Persönlichkeit bewirken erst den eigentlichen Heilungsprozess.

Nach Hahnemanns Erkenntnissen ist die **Psora** - die zugeordnete Seuche ist ursprünglich die Lepra - das tiefgehendste Miasma, auf dem alles basiert. Die Psora, das Miasma der Isolation und damit des Mangels, wird irgendwann nicht mehr ertragen.

Das führt zur **Syphilis**, auf der Basis der namensgleichen Seuche, und zur Notwendigkeit zu Handeln - jedoch im aggressiven Sinne. Ist die Aggression abgebaut, beruhigt sich alles wieder. Alles wird wieder statisch. Zunächst wird die alte Isolation wieder spürbar. Irgendwann wird auch dieser wiederholte Prozess nicht mehr auszuhalten sein, bis es wiederum zur Aggression kommt. Im Wechsel dieser beiden Pole vergeht so manches Leben. Allerdings findet dabei keinerlei Entwicklung statt.

Erst wenn das dritte Phänomen hinzukommt, die **Sykose**, die Unterdrückung des Eigenen, erhält man die Chance der Erkenntnis im Sinne eines Spiegelbildes. Entweder wir verlieren unsere Eigenpersönlichkeit durch übergroße Anpassung oder wir kommen zur Erkenntnis. Wir haben die Chance, in der Reflexion des Anderen unser eigenes Sein zu erkennen. Der Weg zur Selbstverantwortung ist geebnet. Im Grunde ist der gedankliche Weg durch die Miasmen ein Weg der Dynamisierung, die Entscheidung zwischen Verdrängung und Aufarbeitung, passivem Dulden oder aktiver Verantwortungsübernahme.

# Miasmen (Terrains) nach Hahnemann

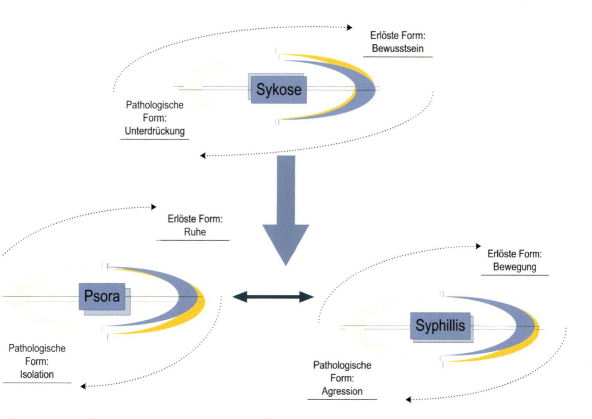

Die drei von Hahnemann beschriebenen Miasmen haben sich zu einer anderen Inszenierung von Krankheit weiterentwickelt. Aus der Sykose, der gestauten Energie der bisher nicht bewältigten Erkenntnis, ist eine weitere Achse entstanden, die Achse der Illusion. Aus der verweigerten Erkenntnis entsteht die Illusion, das Gedankengebilde ohne fundierte Basis, das zu den heutigen „modernen Seuchen" **Tuberkulose** und **Cancerose** (Krebs) führt.

Der Amerikaner J. C. Allen nahm Hahnemanns miasmatische Denkweise auf und ergänzte dessen Miasmen um das der Tuberkulose, die er auch Pseudo-Psora nannte. Bei dieser Krankheit kommt es zu inneren Verkapselungen. Am meisten verbreitet ist die Lungentuberkulose. Symbolisch steht die Lunge für das Geben und Nehmen, für die Ausgewogenheit in der Kommunikation.

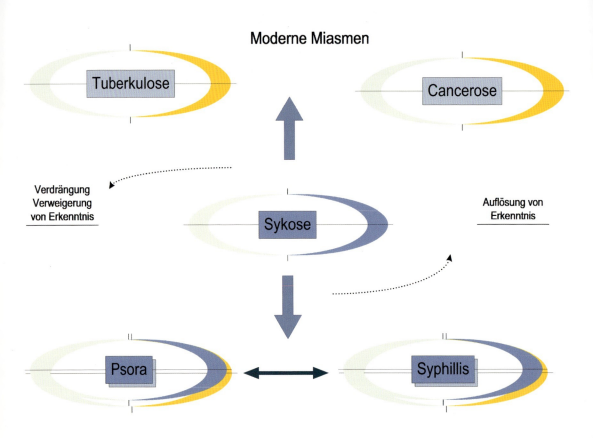

Moderne Miasmen

Tuberkulose

Cancerose

Verdrängung
Verweigerung
von Erkenntnis

Auflösung von
Erkenntnis

Sykose

Psora

Syphillis

Aus der Bedeutung der Lungentuberkulose leiten wir ab, dass das Geben und Nehmen der Menschen untereinander nicht mehr gestimmt hat und die Kommunikation einseitig geworden ist. Die Sehnsüchte und Bedürfnisse wurden von der einzelnen, schwächer gestellten Persönlichkeit zurückgenommen und als innere Verkapselung dargestellt.

Interessant ist, dass viele Künstler an Tuberkulose erkrankten und auch starben. In der Kunst werden häufig hohe spirituelle Ideale beschrieben. Aber verglichen mit den Lebensbedingungen der Menschen zur damaligen Zeit waren diese Ideale unerreichbar. Die Tuberkulose stellt die große Kluft zwischen der Realität einerseits und den Vorstellungen und Wünschen andererseits dar. Somit wird das Miasma der Tuberkulose zum Miasma der Illusionen.

Wenn in der Sykose das Individuelle unterdrückt werden muss, kann dies durch die Flucht in eine Illusionswelt kompensiert werden. Der Konflikt, den es zu lösen gilt, nämlich die Entscheidung darüber, ob man sich mit seinem Nächsten zusammen- oder auseinandersetzt, wird überlagert. Die Situation wird schön- oder sogar weggedacht. Das Denken bekommt einen überdimensionalen Stellenwert.

Aus dem ursprünglichen Nachdenken wird ein Vordenken. Das Leben wird in Denkmustern abgebildet und hat oft nichts mehr mit der Realität zu tun. Die Realität ist möglicherweise so unangenehm, dass die Flucht in die Illusion die einzige Möglichkeit zu sein scheint, in der man überleben kann.

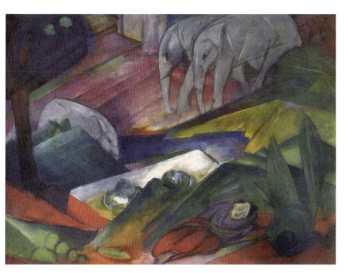

Bei vielen hochbegabten Kindern wird dies durch deren Hang zur „Träumerei" deutlich. Das Eigene, das Individuelle darf im heutigen Schulsystem keinen Ausdruck finden. Eine ähnliche Situation entsteht aber auch, wenn sich die Denkmuster von Kindern und Eltern zu stark unterscheiden, wenn Eltern z.B. noch stark hierarchisch geprägt sind, das Kind aber schon eher ein „Freigeist" ist.

Der Begriff der Pseudo-Psora ist insofern sehr treffend, als es in der Tuberkulose auch wieder zu einer Isolation kommt. Die Persönlichkeit isoliert sich und flüchtet sich in eine Traumwelt. Eine direkte, klare Kommunikation, ein sauberer, befriedigender Austausch und eine Problembewältigung werden damit unmöglich. J.C. Allen beschreibt noch ein weiteres Miasma ohne es konkret zu benennen. Diese „Pseudo-syphilis" ist heute keine anerkannte homöopathische Lehrmeinung. In der Kreativen Homöopathie bezeichnen wir dieses Miasma als Cancerose.

Hält der tuberkulöse Illusionsprozess lange an, wird die Polarisierung zwischen Realität und Illusion immer größer. Immer mehr unbewältigte Konflikte ballen sich zusammen, bis das Miasma der Cancerose, d. h. des Krebses, entstanden ist. Krebs ist das Miasma des vermeintlich unlösbaren Konflikts. In ihm stecken jene ungelösten Probleme, die sich durch die Verdrängung verselbständigt haben. Die Verselbständigung ist das Ergebnis der Nichtachtung einer Thematik oder eines Themenkreises. Entscheidet sich ein Mensch für den Weg der Illusion und negiert er damit seine reale Situation, wird sich die Problematik der realen Situation verselbständigen.

Die Vernachlässigung und die Nichtachtung einzelner Aspekte der eigenen Persönlichkeit werden als nicht mehr lösbare Konfliktthemen wahrgenommen. Viele Konflikte in früheren Leben wurden nicht gelöst und bringen eine tief verwurzelte Resignation und eventuell sogar Todessehnsucht mit sich. Es ist deshalb sinnvoll, diese vorhandenen Konflikte direkt nach der Geburt homöopathisch zu bearbeiten.

Wozu Verdrängung führen kann, ist auch an einem anderen, ganz „unhomöopathischen" Beispiel gedanklich leicht nachvollziehbar. Stellen Sie sich vor, Sie leiten eine Firma mit mehreren Abteilungen. Schenken Sie einer oder mehreren Abteilungen nicht die entsprechende Aufmerksamkeit, so haben Sie diese Anteile der Firma nicht in Ihrem Bewusstsein und Einflussbereich. Die Mitarbeiter werden sich vernachlässigt fühlen und ihr eigenes Führungssystem schaffen. Es wird Unfrieden entstehen, der sich sehr schnell verbreitet und letztlich das gesamte Unternehmen in Gefahr bringt.

Um das Miasma der Tuberkulose und das der Cancerose überhaupt zu „erlösen", ist es notwendig, Bilanz zu ziehen und zu „respektieren" was ist. Ähnlich drückt dies beispielsweise Bert Hellinger in Bezug auf seine Familienaufstellung aus. Seine Therapiemethode ist weitgehend darauf ausgerichtet, die „Illusionsachse" der heutigen Miasmen zu erlösen. Die Akzeptanz der eigenen Individualität und die Akzeptanz der Tatsache, dass jede Individualität ein Teil des Ganzen ist, ist Ziel der Therapie.

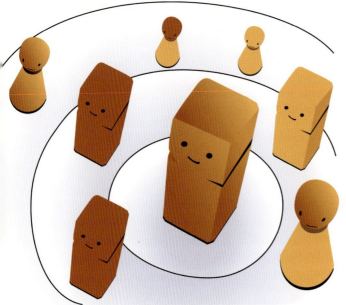

Persönlichkeitsanteile, die vernachlässigt wurden, um die Anpassung an andere zu ermöglichen, müssen wieder integriert werden.

Alle Varianten der Abkapselungsprozesse sind Ausdruck der Isolation von Persönlichkeitsanteilen, und zwar einer Isolation im Äußeren wie auch im Inneren. Das Anerkennen der vollständigen Individualität mit all ihrer Dynamik und Lebensenergie ist notwendig, um wieder vollständig „heil" zu werden.

Diese Form der so genannten systemischen Arbeit bildet die Vernetzung und Wiederholung der Emotionen und ungelösten Themen innerhalb der Gruppendynamik bzw. innerhalb verschiedener Generationen hervorragend ab.

Mit dem Fortschreiten seiner Forschungen und Erkenntnisse hat Hahnemann seine Patienten zunehmend in Zusammenhängen betrachtet, z.B. im Umfeld ihrer Familien. Ein aktueller Konflikt des Patienten ist oft eine Wiederholung von Konflikten anderer Familienmitglieder, die in den früheren Generationen nicht gelöst werden konnten. Er erkannte die Seuchen als Basis solcher Gruppenschicksale, die dem damaligen Zeitgeist entsprachen. Der Zeitgeist prägte die Kultur. Diese wiederum prägte die Familie, worüber schließlich der Einzelne geprägt wurde.

Eine spezielle Konfliktthematik lässt sich im Krankheitsfall auf jeder dieser Ebenen wiederfinden. Die Inszenierung der Konfliktthematik kann zwar unterschiedlich sein, das Thema bleibt aber gleich. Nicht nur die einzelne Persönlichkeit lernt im Rahmen der Wiederholungsschleifen, in denen sie ihre Konfliktsituation immer wieder produziert, auch die ganze Sippe trägt ungelöste Konfliktsituationen immer wieder aus.

Noch detaillierter hat Bert Hellinger in seiner Therapie der Familienaufstellung die Einbindung des Einzelnen in seine Schicksalsproblematik beschrieben. Jede einzelne Persönlichkeit ist Teil eines Ordnungssystems und hat spezielle versteckte oder offenkundige Bindungen an andere Familienmitglieder. Das Kind fühlt sich der Familie zugehörig, wenn es die Anerkennung seiner Eltern bekommt. Bekommt es diese Anerkennung nicht, vielleicht weil die Eltern selbst zu sehr in Problemen stecken, löst dies bei dem Kind ein grundlegendes Gefühl der Einsamkeit aus, das in der Miasmenlehre als Psora beschrieben wird.

Das Gefühl der Einsamkeit, bei der es sich letztlich um eine fehlende Familienzugehörigkeit handelt, versucht jede Persönlichkeit in irgendeiner Weise zu kompensieren.

Ein Beispiel aus der Praxis:

Die Großmutter einer Klientin wurde nach der Geburt ihres ersten Kindes von ihrem Mann verlassen, der sich der Situation nicht gewachsen fühlte und lieber zur See fuhr. Sie musste ihr Kind nun selbst durchbringen. Bei der Geburt war die Großmutter 19 Jahre alt gewesen. Die Tochter wiederholte das Schicksal ihrer Mutter und wurde ebenfalls mit 20 Jahren Mutter. Deren Mann blieb. Doch begann nun der Zweite Weltkrieg, so dass auch er schließlich die Familie verlassen musste. Auch er kam nicht wieder. Die dritte Generation, das Enkelkind, fühlte sich grundsätzlich ungeliebt und nicht angenommen. Erklärlich wurde dies, nachdem bekannt wurde, dass die Mutter Abtreibungsversuche vorgenommen hatte, die offensichtlich nicht geglückt waren. Die Großmutter, die bereits von ihrem Mann verlassen worden war und schon einmal ein Kind ohne Mann großgezogen hatte, übernahm die Enkelin und zog sie auf. Die Enkelin war überaus dankbar, was sich speziell darin zeigte, dass sie ihre Mutter in gewisser Weise ablehnte, für die Großmutter jedoch alles tat. Ganz speziell entwickelte sie eine ebenso ähnliche Migräne, wie die Großmutter sie hatte. Die Enkeltochter lief nun von Therapeut zu Therapeut und bemühte sich, ihre Migräne zu heilen. Die Versuche blieben allerdings erfolglos.

Erst als geklärt werden konnte, warum die Großmutter ihre Migräne hatte, konnte die Migräne der Enkelin geheilt werden. Die Großmutter hatte folgendes erlebt: Nach 21 Jahren kam ihr Mann von See zurück und bat sie um Verzeihung. Die Großmutter verzieh ihm jedoch nicht und schickte ihn weg, obwohl sie ihn immer noch sehr liebte. Aus ihrem Trotz heraus entwickelte sich die Migräne, an der sie bis zum Tod litt. Die Enkeltochter hatte die Migräne anscheinend aus Dankbarkeit für die Fürsorge der Großmutter übernommen. Als sie die Ursache für die Migräne ihrer Großmutter begriffen und auch emotional erlebt hatte, war sie verärgert über ihre Großmutter, die ihr durch ihren Trotz den Großvater vorenthalten hatte. Erst nach dieser Erkenntnis konnte die Migräne der Enkelin geheilt werden. Zum Zeitpunkt der Heilung war die Enkelin bereits 58 Jahre alt, die Großmutter war längst verstorben. Auch die Enkelin hatte das Familienschicksal insofern erfüllt, als sie mit 20 ihr erstes Kind bekam und sich mit 25 Jahren scheiden ließ.

So war das Gruppenschicksal der Frauen der Familie, die Trennung vom Ehemann, über drei Generationen in unterschiedlicher Inszenierung ausgelebt worden. Eine weitere Konfliktthematik der Familie war das Gefühl abgelehnt zu werden. Die Großmutter fühlte sich dadurch abgelehnt, dass ihr Mann sich gegen sie entschied. Die Tochter fühlte sich durch den Ärger der Großmutter abgelehnt, das Kind ohne Mann großziehen zu müssen. Die Enkelin fühlte sich zutiefst abgelehnt durch den Abtreibungsversuch der Mutter. Der Konflikt, der ausschließlich bei der Enkelin blieb, war die Übernahme des Leids der Großmutter in Form der Entwicklung einer Migräne. Dass es sich bei der Migräne um einen bisher ungelösten Konflikt handeln musste, zeigte sich darin, dass keine Therapie half. Erst als die Motivation der Großmutter, ihr Trotz, aufgedeckt war und damit die Ursache der Migräne gefunden war, konnte sich auch bei der Enkelin das Problem lösen.

Ein häufiges Thema ist der Kampf um die Liebe, um die Anerkennung, um das Gefühl der Zugehörigkeit. Häufig genug endet dieser Kampf darin, dass die Einzelpersönlichkeit das Leid eines Anderen auf sich nehmen möchte, um dadurch seinen Platz in der Gemeinschaft zu legitimieren. Möglicherweise hat sie den Wunsch, eine ähnliches solches Handeln nun zu bereinigen.

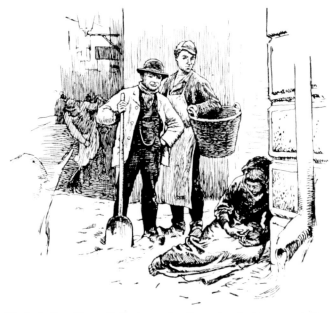

An diesem Beispiel wird sehr deutlich, wie eng das Schicksal der einzelnen Familienmitglieder miteinander verknüpft ist und dass immer wieder jüngere Familienmitglieder unbewusst versuchen, die Schicksale älterer Familienmitglieder auszugleichen.

Je komplexer die Verknüpfung der einzelnen Familienthemen und damit der Familienangehörigen ist, desto weniger Möglichkeiten sind vorhanden, die eigene Individualität überhaupt zu entwickeln.

So wirken die Erlebnisse der Vorgenerationen als Blockaden. In Familienaufstellungen wird dann meist deutlich, dass nicht nur zwischen Eltern und Kindern solche Verbindungen bestehen, sondern auch Geschwister eine enge, aber eben auch blockierende Bindung haben können.

Wird ein Familienmitglied aus der Gemeinschaft ausgestoßen, z.B. eine Frau, die unverheiratet schwanger wurde, dann übernimmt ein anderes Familienmitglied nach dem Motto „geteiltes Leid ist halbes Leid" diese Position, um das Schicksal bewusst werden zu lassen. Diese in der Regel unbewusste Reaktion ist immer das Ergebnis des Konfliktes der fehlenden Zugehörigkeit.

# Der „verlorene Zwilling"

Zu diesen systemischen Themen hinzu kommt ein Aspekt, der heute endlich auch in der öffentlichen Wahrnehmung von Medizin eine Rolle spielt, der **„Verlorene Zwilling"**.

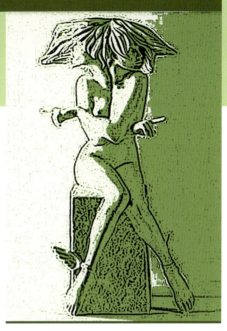

Viel häufiger als bewusst und bekannt ist, werden Kinder als Zwillinge angelegt. In der beginnenden Schwangerschaft geht oft ein Zwilling ab, während der zweite überleben kann, darf und muss. Aus diesem Phänomen entsteht für den überlebenden Zwilling einerseits oft ein tiefes Schuldgefühl, weil er möglicherweise den anderen Zwilling verdrängt und ihm nicht genügend Platz gewährt hat. Andererseits entwickelt sich eine tiefe Sehnsucht nach dem Anderen. Das Gefühl der Verlassenheit und Einsamkeit ist bereits angelegt. Der verlassene Zwilling hat oft das Gefühl, allein unzulänglich zu sein. Gerade in schwierigen Situationen hat er häufig das Bedürfnis nach Unterstützung. Oft genug bleibt diese jedoch aus und der verlassene Zwilling stürzt in sein Konfliktthema, in das Schuldgefühl; er empfindet sich selbst als schuldig dafür, dass er nun allein sein muss.

Die Identifikation mit anderen, die auch alleine sind, ist eine häufige Folge. Nach außen hin erscheint diese Thematik oft als ausgesprochener Helfertrieb. Die tiefgründige Ursache ist das eigene Verlassenheitsgefühl. Es kommt zur Identifikation mit anderen Verlassenen, für die man mit vollem Gerechtigkeitssinn eintreten kann. Das weitverbreitete Thema der Verlassenheit kann sehr versteckte Ursachen haben. Besonders aus der systemischen Arbeit wird klar erkennbar, was Hebammen schon längst bekannt ist: In der frühen pränatalen Phase sind sehr viel mehr Embryonen als Mehrlinge angelegt, als später tatsächlich als Zwillinge geboren werden. Wir dürfen vermuten, dass diese ursprünglichen Mehrlingsschwangerschaften jener inneren Sicherheit dienen sollen, die man benötigt, um dem Leben zu begegnen. Zu zweit oder gar zu dritt ist manches leichter, und es scheint angenehm, den Konflikten des Lebens nicht allein gegenüber zu stehen. Möglicherweise gelingt es einem Zwillingspaar besser, den polaren Spiegelungsprozess zu bestehen, der in unserer polaren Welt Grundbedingung ist.

| Arznei | Psychologische Bedeutung |
|---|---|
| Ginkgo biloba | Sich einmischen, helfen müssen |
| Hura brasiliensis | Einsam, alle Freunde verloren haben |
| Lac vaccinum defloratum | Persönlicher Lebensweg wird bedürfnisloser Sicherheit geopfert |
| Natrium carbonicum | Kann nicht zusammen, kann nicht alleine |

Der verbreitete Glaubenssatz „Nur gemeinsam sind wir stark" wirkt jedoch darauf hin, dass der Reife- und Entwicklungsprozess der Persönlichkeit des Einzelnen umgangen wird. Dies widerspricht allerdings dem Individualitätsanspruch der Persönlichkeit. Der Mut, allein gegen den Rest der Welt zu stehen und sich selbst zu entwickeln, wird oft erst im Kampf erzeugt, beispielsweise im Kampf um Achtung, Anerkennung und Selbstbewusstsein.

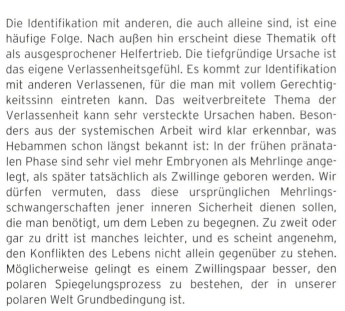

Das Wort „Verlassenheit" besteht aus der Vorsilbe „ver" und dem Wort „lassen". „Ver" steht in diesem Fall für etwas Negatives, während das Wort „lassen" z.B. im Wort Gelassenheit steckt, es also auch heißen könnte: etwas „lassen können".

Verlassen bedeutet auch, nicht in Gelassenheit zu kommen, sich anstrengen und kämpfen müssen, um standhalten zu können.

Dabei geht es nicht nur um Gemeinsamkeiten im Handeln, sondern auch um die Kraft der Unterstützung in Bezug auf emotionale Aspekte oder Ansichten. Schließlich kommt es nicht selten vor, dass wir gelobt werden wollen oder uns Unterstützung durch den kompetenten Dritten suchen.

Da, je nach Quellenangaben, ca. 80% aller Schwangerschaften als Mehrlingsschwangerschaften beginnen und einer der Embryos bereits in den ersten Wochen der Schwangerschaft abstirbt, entsteht die Prägung der Verlassenheit häufig pränatal, und ihre Ursache bleibt oft unerkannt.

Auf Basis der Annahme des verlorenen Zwillings können wir auch die Reaktionen von Menschen, die sich augenscheinlich fast körperlich vor einer Trennung – z.B. vom Partner oder von den nun erwachsenen Kindern – fürchten, besser verstehen. Oft hören wir, dass Menschen sich dann so fühlen, als wären sie ganz allein auf der Welt, obwohl sie doch mitten im Leben stehen und meist in ein so genanntes gesundes soziales Umfeld eingebunden sind.

Die unterbewusste Angst, allein nicht bestehen zu können, hat jedoch zu einer so starken Fixierung auf den Partner oder das Kind geführt, dass die Interaktion mit der Umwelt überhaupt nicht als die Qualität wahrgenommen werden kann, die sie darstellen müsste oder kann. So sind Depression und Resignation häufige Reaktionen auf das Verlassensein. Das Gefühl, allein nicht bestehen zu können, wird also meist unmittelbar vom eigenen Sicherheitsbedürfnis ausgelöst. Eine verbreitete Variante der Verlassenheit ist die Flucht ins Geistige. Der Wunsch, hohe geistige Ziele zu erreichen und sich von der Welt wegzubewegen, ist oft verbunden mit der negativen Beurteilung alles Irdischen oder Materiellen. All das sind meist Folgen der Verlassenheit und des Gefühls, das Leben nicht allein bestehen zu können.

Werden solch hohe geistige Ziele, häufig mit einer tiefen Vernetzung im Klerikalen, intensiv verfolgt, so sind sie doch meist nicht wirklich fundiert. Es fehlt der Bezug zur Realität, zur Basis, denn spirituelle Erfolge hängen mit dem Vorhandensein innerer Sicherheit und mit der Sicherheit, im Leben bestehen zu können, unmittelbar zusammen. Das künstliche Herstellen von spirituellen Bezügen, die Suche nach der „Anbindung nach Oben", ist eine verbreitete Ersatzhandlung für die Bewältigung von Verlassenheitsgefühlen.

Um Verlassenheitsgefühle aufgrund von tatsächlichen oder befürchteten Trennungen erfolgreich relativieren zu können, ist es notwendig, die eigene Kraft nicht nur zu kennen, sondern sie auch anzuerkennen und zu nutzen. Die Fokussierung auf jene Person, wegen der das Verlassenheitsgefühl nun entsteht, kann aufgelöst werden, wenn jegliche Partnerschaft als Wegbegleitung verstanden wird. Dazu ist es auch hilfreich, den „verlorenen inneren Zwilling" nicht als Verlust, sondern vielmehr ebenfalls als Wegbegleiter zu betrachten. Denn auf dem spirituellen Weg ist es nicht wichtig, ob unsere „Schutzengel" verkörpert oder nicht verkörpert sind.

Diese Thematik wird z.B. durch das homöopathische Arzneimittel Asarum europaeum gut beantwortet. Allerdings löst das Asarum die Identifikation mit dem Anderen, und der verlassene Zwilling wird auf sein eigenes Schicksal, nämlich das Verlassenwordensein und das dazugehörige Schuldgefühl, zurückgeworfen.

Zu Asarum werden damit noch die wichtige Arznei des Verlassenwerdens, das Hura brasiliensis, sowie die Thematik der Schuldgefühle, z.B. Ignatia, nötig. Die endgültige Heilung bringt allerdings das Bewusstsein, den anderen spüren zu können, auch wenn er sich im Augenblick nicht verkörpert hat. Werfen wir auf den folgenden Seiten noch einen Blick auf ein Beispiel aus der Praxis.

Eine junge Dame von zwölf Jahren, nennen wir sie Vera, kam mit ihrer Mutter in die Praxis. Ihre Problematik war das Bettnässen. Mindestens zwei- bis dreimal in der Woche machte sie nachts ins Bett. Bereits seit Jahren schlug jeglicher Therapieversuch fehl. Viele Homöopathen machen die Erfahrung, dass Bettnässer entweder sehr schnell, bereits durch die erste homöopathische Arzneimittelgabe, geheilt sind oder sich als sehr problematische Patienten erweisen. Einen Schlüssel zur Heilung dieses Themas fand ich in der Behandlung dieses zwölfjährigen Mädchens. Der Anamnese-Fragebogen war ausführlich ausgefüllt und erarbeitet worden. Die Analyse des Krankheitsbildes und die Auswahl geeigneter Heilmittel waren abgeschlossen. Ich fand jedoch keinen wirklichen Therapieansatz. So beschloss ich, eine Familienaufstellung mit dem Mädchen zu machen. Ich stellte ihr einige Arzneimittelröhrchen zur Verfügung, die auf meinem Schreibtisch lagen, und bat sie, diese Röhrchen anstelle ihrer Ursprungsfamilie einmal hinzustellen.

Sie stellte Vater, Mutter und Geschwister auf; sich selbst positionierte sie ziemlich weit außerhalb der Gemeinschaft. Zu diesem Zeitpunkt hatte ich schon viel Erfahrung mit dem Familienstellen. Ich wusste: Bei denjenigen, die sich selbst weit außerhalb der Familie aufstellen, handelt es sich häufig um „halbe Zwillinge". Ich fragte Vera, wie sie sich fühle, und sie „knurrte" irgendwie herum, nicht gut und nicht schlecht. Ich stellte ein anderes Arzneimittelröhrchen an ihre Seite. Nun standen zwei Arzneimittelröhrchen fernab von den anderen, durch Röhrchen symbolisierten Familienmitgliedern. Ich fragte Vera, wie es ihr jetzt ginge, und es war erstaunlich, wie ihre Augen auf einmal leuchteten. Sie fühlte sich wesentlich wohler. Ich fragte sie, ob ihr Gefährte männlich oder weiblich sei, und bat sie, spontan zu antworten. Sie sagte ganz klar: „Weiblich."

Also musste sie eine Zwillingsschwester haben, die sie sehr vermisste. Durch diese These erklärte sich ganz spontan, warum Vera nachts so viel Angst hatte. Als ganz kleines Kind konnte sie nur bei Licht schlafen. Auch träumte sie als kleines Kind viel von Geistern und wachte dadurch auf. Offensichtlich hatte sie nachts Kontakt mit der Zwillingsschwester, fühlte sich aber sehr unsicher und hatte Angst. Das zeigte sich im Symptom „Angst vor Geistern".

Nun beschloss ich, die nach dem Fragebogen ausgewählten Arzneimittel völlig außer acht zu lassen, und gab in mein HOMÖOLOG® Computersystem die Symptome der Zwillingshypothese ein: Das Grundthema des Bettnässens, das Gefühl des Verlassenseins, Träume von Gespenstern und Geistern und Träume von toten Verwandten.

Die Auswahl der Heilmittel, die die Software vorschlug, ergab interessante Aspekte. Wir wollen die Bedeutung der einzelnen homöopathischen Mittel einmal Schritt für Schritt durchgehen, damit jeder nachempfinden kann, wie wir uns in der Kreativen Homöopathie einem Belastungsthema nähern.

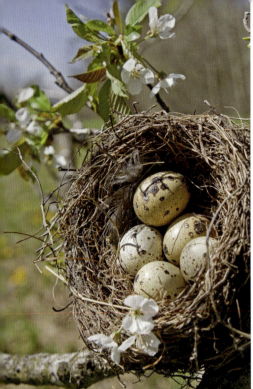

Durchgängig wurde die Arznei **Sarsaparilla** mit der psychologischen Bedeutung

---

„Das Leid breitet sich aus."

---

vorgeschlagen. Offensichtlich wurde das Gefühl des Verlassenseins immer stärker und Vera konnte damit nicht umgehen.

Als nächste Arznei erschien **Argentum nitricum**,

---

„Das Gefühl der fehlenden Nestwärme."

---

Es fehlte ja jemand, nämlich die Sicherheit des anderen Zwillings.

Dann erschien **Carbo vegetabilis** mit der psychologischen Bedeutung

---

„Die Lebenskraft wird nicht für
gesundes Eigeninteresse genutzt."

---

Vera passte sich also an andere an, sie versuchte sich durch diese Anpassung Halt und Sicherheit zu verschaffen und kam überhaupt nicht zu ihrer eigenen individuellen Entwicklung.

Als nächstes erschien die Arznei **Kalium carbonicum** mit der psychologischen Bedeutung

---

„Die Ignoranz der eigenen Bedürfnisse."

---

In ihrer Einsamkeit versuchte Vera, für andere da zu sein, und vernachlässigte ihre eigenen Bedürfnisse aufs Gröbste.

Es folgten die Arzneimittel **Magnesium carbonicum** und **Magnesium sulfuricum**,

---

„Glaubt, in seinem Leben nur Krieg führen und
kämpfen zu müssen und resigniert dabei."

---

Offensichtlich war durch den Verlust der Schwester das Leben zum Kampf geworden.

Dann folgte eine wichtige Arznei, die außerdem dem Phänomen des verlorenen Zwillings zuzuordnen ist, nämlich **Natrium carbonicum** mit der psychologischen Bedeutung

---

„Kann nicht zusammen und kann nicht alleine."

---

Mit ihrer Schwester im Mutterleib ging es nicht, aber ohne ihre Schwester ging es auch nicht.

96

Die nächste Arznei, **Pulsatilla,** hat die psychologische Bedeutung

> „Steckt den Kopf in den Sand,
> setzt sich nicht auseinander."

Wobei man Vera zugestehen musste, dass eine Auseinandersetzung ohne klares Bewusstsein dessen, was ihr fehlte und wer ihr fehlte, kaum möglich war.

Dann folgte **Sepia** mit der psychologischen Bedeutung

> „Die Sehnsucht nach Harmonie"

in dem Sinne „Tut mir nichts, ich tue euch auch nichts."

Schließlich folgten noch zwei wesentliche Arzneien, einerseits **Spigelia** mit der psychologischen Bedeutung

> „Der Stich ins Herz",

das Verlassenwerden von einer vertrauten Person, und **Alumina** mit der psychologischen Bedeutung

> „Keine Position haben.
> Allein im Leben nicht zurechtkommen."

Diese wenigen Arzneimittel beschreiben die Lebenssituation der jungen Dame doch sehr deutlich.

Die Thematik „Bettnässen" steht für nicht ausgedrückte, verdrängte Emotionen: Alles Flüssige entspricht dem Gefühl. Im nächtlichen Bewusstsein werden Gefühle frei, die im Tagesbewusstsein nicht verstanden werden. Ich gab Vera die Arzneien Sarsaparilla, Carbo vegetabilis, Natrium carbonicum, Spigelia und Alumina. Innerhalb von zwei Wochen wurde das Bettnässen komplett geheilt. Dieser Erfolg bestätigte die Hypothese der Zwillingsschwester. Vera wurde ein völlig anderer, viel stabilerer Mensch als vorher.

Sie erzählte mir später, dass sie seit unserem Gespräch und den Arzneimittelgaben einen guten Kontakt zu ihrer Schwester habe und sich gerne von ihr helfen lasse. Nicht nur das Bettnässen war verschwunden, sondern auch ihre Ängste. Sie hatte einen fehlenden Anteil ihrer Energie wieder integriert, fühlte sich nicht mehr isoliert und konnte sich nunmehr ihrer eigenen Lebensaufgabe widmen. Ein weiteres Gespräch mit Veras Mutter ergab, dass in der Familie schon einmal das Schicksal der Geschwistertrennung vorgekommen war. Vera durchlebte also eine Wiederholungsschleife. Interessanterweise konnte ich das Beispiel von Vera auch auf andere kleine Patienten, die ebenfalls Bettnässer waren, erfolgreich anwenden. Somit hatte ich eine Lösung für einige trotz aller Mühe immer noch nicht geheilte Patienten.

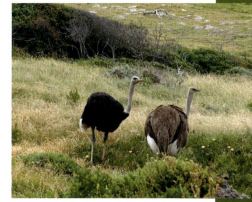

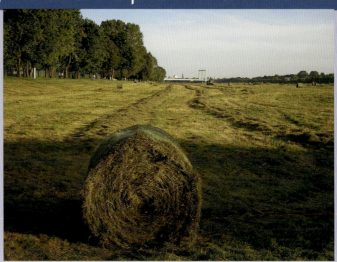

Vor vier Jahren kam eine unscheinbare, sehr schüchterne junge Dame in die Praxis. Sie hatte im Frühjahr des vorhergehenden Jahres eine Struma (Kropf) entwickelt und die Untersuchungen einen schweren Jodmangel ergeben hatten. Die Struma war plötzlich aufgetreten und sehr schnell gewachsen. Seitdem nahm Beate regelmäßig Jod in stofflicher Form zu sich.

Drei Monate nach Auftreten der Struma entwickelte sie zusätzlich einen extremen Heuschnupfen, der mit asthmatischen Anfällen verbunden war. Der Heuschnupfen trat im Juni auf, endete Mitte September und war durch keine Behandlung wirklich zu beeindrucken. Zu Beginn der nächsten Heuschnupfensaison war Beate dann in meiner Praxis und suchte ich herauszufinden, warum all diese Symptome so scheinbar plötzlich aufgetreten waren.

Aus den Angaben von Beate ließ sich leider keine genaue Ursache ableiten. Dem dürftig ausgefüllten Fragebogen war zu entnehmen, dass sie die Kinderkrankheiten Masern, Scharlach, Keuchhusten, Mumps, Röteln und Windpocken hinter sich gebracht hatte. Geimpft worden war sie gegen Masern, Diphtherie, Keuchhusten, Röteln, Tetanus und Kinderlähmung. Lippenherpes war eine häufige Begleiterscheinung, und vor mehreren Jahren kamen die Weisheitszähne „durch" und mussten operiert werden.

Zwischen dem 5. und dem 7. Lebensjahr litt sie häufiger an Bronchitis. Es war deutlich, dass sie eher ein hitziger Mensch ist, der mehr schwitzt als friert. Nach ihren Vorlieben für Nahrungsmittel gefragt, erwähnte sie häufiges Verlangen nach Salat und Tee. Teigwaren und Gebäck liebe sie ebenfalls sehr. Eine Abneigung gegen irgendwelche Nahrungsmittel gab sie nicht an.

Nun versuchte ich, Beate einige typische Heuschnupfensymptome zu entlocken. Das einzige Auffällige war, dass der Heuschnupfen mit einem geschwollenen rechten Augenoberlid verbunden war. Dieses Lid war immer entschieden stärker geschwollen als das linke und juckte stark. Eine Repertorisation mit meinem Computersystem Homöolog® ergab nun für mich das folgende Gesamtbild:

| Symptom | Psychologische Bedeutung |
|---|---|
| Heuschnupfen und Heuasthma | Das kreative Potential kann nicht frei fließen; eine Besetzung und Unterdrückung des Potentials liegt vor. |
| Schwellung des rechten Oberlids | Eine emotional belastende Situation darf oder will nicht gesehen werden. |
| Struma | Sich nicht geliebt und geachtet fühlen und deswegen Anerkennung und Macht bekommen wollen. |
| Missbrauch von Jod | Das Gefühl, nicht geliebt und geachtet zu sein, wird unterdrückt. |
| Jucken der Lider | Aufforderung, die Augen zu öffnen und hinzuschauen. |
| Bronchitis | Streit und Spannungen in der Umgebung, die aber nicht ausgetragen werden. |
| Herpes der Lippen | Zornig über etwas sein, dies aber nicht formulieren. |
| Beschwerden beim Herauskommen der Weisheitszähne | Probleme beim Aktivieren zusätzlicher Kraft und Aggressionsreserven haben, die zur Lösung besonders schwieriger Probleme gebraucht werden. |
| Verlangen nach Salat | Wunsch, aktive „knackige" Kraft zu haben. |
| Verlangen nach Tee | Sich aus Einengung und Begrenzungen befreien wollen. |
| Verlangen nach Teigwaren | Seine Grundbedürfnisse absichern. |
| Verlangen nach feinem Gebäck, Kuchen | Wunsch, etwas luxuriösere Absicherung zu haben. |

Bei der Deutung dieser Symptome wurde mir klar, dass Beate sich aufgrund irgendeines plötzlichen Geschehens nicht mehr geliebt und geachtet fühlte und ihre Potentiale deshalb nicht mehr herauslassen bzw. leben konnte. Sie wünschte sich sowohl Sicherheit wie auch Kraft, um angenehmer leben zu können. In der Repertorisation war mir das Symptom „Schwellungen des Oberlids rechts" das absolut wichtigste.

Dies wurde von den Arzneimitteln **Causticum**, **Phosphor** und **Natrium carbonicum** abgedeckt. Die Arzneien in der Zusammenfassung bedeuten, dass ein Mensch emotional verletzt wurde (caust) und sich zurückgezogen hat, dass diese emotionale Verletzung schon länger ungelöst andauert (phos) und dass er mit seiner Umwelt weder einig werden konnte, noch sich von ihr trennen kann.

Dies war ein weiterer Aspekt, der mich dazu bewegte, nach einem prägnanten traumatischen Erlebnis zu fragen. Eine solche Causa fand ich tatsächlich, als ich die bisher überhaupt nicht beachtete Familienanamnese noch einmal hinterfragte.

Darin hatte Beate geschrieben, dass es sowohl Asthma-Erkrankungen in der Familie gab als auch einen Fall von Selbstmord. An Asthma litt eine Tante; die Thematik war jedoch bezüglich der Causa unwesentlich. Aber mit dem Selbstmord wurde ich fündig. Beate hatte eine recht enge Beziehung zu ihrer Großmutter gehabt, die sich sehr plötzlich und für alle unerwartet aus dem Fenster geworfen hatte. Dies war kurz vor Weihnachten passiert. Im Folgejahr hatte Beate die Struma und den Heuschnupfen produziert.

Bei diesem Gespräch über die Großmutter zeigte Beate zum allerersten Mal Emotionen und erzählte unter Tränen, dass sie überhaupt nicht wusste, warum die Großmutter sich umgebracht hatte. Sie hätten sich doch so gut verstanden und sie hätte doch etwas sagen können. Beate hatte immer das Gefühl, dass ihre Großmutter sie besonders gerne gemocht hatte. Dass sie ihr nicht helfen konnte, war für sie sehr schlimm. Zwischen den Zeilen war für mich deutlich, dass Beate sich am Selbstmord der Großmutter mitschuldig fühlte.

Diese Thematik machte auch den Rest der Auswertung dann schlüssig. Zunächst fügte ich noch das Symptom „Beschwerden durch den Tod von Verwandten" hinzu. Die Auswertung der Repertorisation bzw. der darin sichtbaren tiefen Themen fügte sich dann zu folgendem Gesamtbild:

An erster Stelle, rein rechnerisch, **Calcium carbonicum**. Diese Arznei bedeutet, dass ein Mensch sich alleine nicht sicher genug fühlt, um sein Leben alleine zu bestreiten. An zweiter Stelle stand das prägnanteste Mittel, **Causticum**, welches auf einen starken Schock hinweist, den ein Mensch bekommen hat und aufgrund dessen er sich so zurückgezogen hat, dass er sich nicht mehr traut, emotional nach außen zu gehen.

Dann folgte **Hepar sulfuris**; es steht für das Bedürfnis, andere zu ändern, um die eigene Sicherheit zu stärken.

**Lachesis muta** steht für die Unterdrückung der Eigenpersönlichkeit aufgrund dieser traumatischen Situation. **Natrium muriaticum** symbolisiert das Festhalten an Altem. Eine Situation ist überhaupt nicht verarbeitet, daher wird die Zukunft blockiert. Dann folgte **Nux vomica**, was bedeutet, dass ein Mensch seine Gefühle absolut nicht preisgeben will und sie über Hektik und Ablenkung versteckt.

Als nächstes folgten: **Phosphor:** Der Mensch befindet sich schon relativ lange in einer ihn belastenden Situation. **Pulsatilla:** Sich einer Situation nicht gewachsen fühlen, lieber den Kopf in den Sand stecken als sich auseinanderzusetzen. **Silicea:** Aufgrund eines emotionalen Schocks sind die Gefühle abgeschnitten. Der Patient hat entschieden, sein Leben nur noch rational zu sehen, damit er nicht mehr auf die Gefühlsebene kommen muss. **Spongia:** Auch bei dieser Arznei sind die Emotionen weggedrückt. Der Patient versucht unauffällig zu sein, um in einer Gemeinschaft Schutz zu bekommen.

Allein aufgrund dieser beschriebenen Arzneien wird deutlich, dass Beate sich in ihrem Familienverband allein gelassen fühlt und dass offensichtlich die Großmutter ihre wichtigste und vielleicht sogar einzige wirkliche Bezugsperson war.

Durch den Tod der Großmutter war sie aufgefordert, sich im Rahmen ihrer Entwicklung auf eigene Füße zu stellen und ihre Persönlichkeit so zu akzeptieren, dass sie lebensfähig wird. Durch den Schock war allerdings das Gegenteil passiert.

---

Die Botschaften homöopathischer Mittel stabilisieren und helfen. Zum Beispiel:

## Hepar sulfuris
Andere ändern wollen um die eigene Sicherheit zu stärken

Wenn Menschen in ihren Anlagen sehr unterschiedlich sind, ist ein Miteinander manchmal belastet. Häufig scheint es die einzige Chance, den anderen nach dem eigenen Bilde zu formen um ihm die gleichen positiven Gefühle weiter entgegenzubringen und gemeinsam mit ihm stark sein zu können.

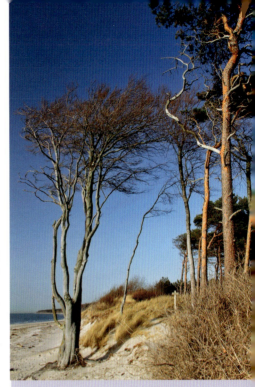

Sie versuchte nun, sich innerhalb einer Gemeinschaft anzupassen, sich klein zu machen, um überleben zu können. Die homöopathische Behandlung musste ihr die Kraft geben, für sich selbst, so wie sie angelegt ist, leben und existieren zu können.

Damit dies langfristig erreicht werden kann, wählte ich folgende homöopathische Arzneien für Beate aus: **Causticum**, damit sie wieder Bezug zu ihren Gefühlen bekommen, und **Natrium muriaticum**, damit sie den Kummer überstehen kann. **Natrium carbonicum**, damit sie aus ihrem Anpassungsmechanismus aussteigt. Zu diesem Thema gehören noch **Spongia** und **China**, damit sie sich aus Abhängigkeitsmechanismen befreit.

**Jodum**, einerseits, um die stofflichen Gaben auszugleichen, und andererseits, damit sie lernt, sich selbst zu lieben und zu achten. **Carbo vegetabilis**, damit sie ihre eigenen Emotionen und Gefühle und die Kraft, die sie hat, für sich verwenden kann und nicht im Kampf mit anderen aufbraucht. **Alumina**, die wichtigste Arznei, um eine starke Position für sich finden zu können und nicht mehr rein emotional das Anhängsel der Großmutter zu bleiben.

Diese Arzneien zusammengenommen in der Potenzierung C 50 000 zweimal täglich bewirkten, dass die anfängliche Heuschnupfen-Attacke des Behandlungsjahres sich auflöste. Da es manchmal sinnvoll ist, schulmedizinische Medikamente weiter parallel zu verabreichen bzw. nicht sofort abzusetzen, wurde das Jodthyrox 100 mit den homöopathischen Arzneien über 14 Tage gleichzeitig genommen.

Dann konnte es unter wöchentlicher Halbierung über einen Zeitraum von drei Wochen ausgeschieden werden. Im August bekam Beate noch einmal einen kurzen Heuschnupfenanfall, der auf die Unterdrückung ihrer Kreativität hinweist, worauf ich die Mischung noch um das Mittel Phosphor wie auch um die Arznei Pulsatilla ergänzte. Der Heuschnupfenanfall löste sich sofort auf.

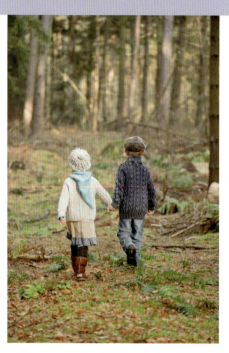

Frau N. kam mit ihrem Sohn Sven in meine Praxis. Sie berichtete, dass Sven alle drei bis vier Wochen mäßiges Fieber mit Halsschmerzen bekam. Dabei konnte er auch Stirnkopfschmerz entwickeln. Prägnant waren aber seine Ohrenschmerzen. Ein für alle unangenehmer Mundgeruch kam dazu, und Sven war besonders lustlos. Diese Problematik bestand nun schon sechs Monate lang. Zunächst einmal hatte Frau N. Sven Antibiotika geben lassen. Sie hatte inzwischen aber kein gutes Gefühl mehr dabei. Die Symptome traten regelmäßig alle drei bis vier Wochen wieder auf.

Bei der Suche nach der Ursache, die diese Symptome ausgelöst haben könnte, kamen wir darauf, dass Sven eine sehr enge Beziehung zu seiner Schwester hat, die zwei Jahre älter ist als er. Für Lea täte er alles, während sein Bruder, der gerade geboren war, ziemlich uninteressant für Sven war.

Zum diesem Zeitpunkt war Lea gerade in die Schule gekommen, und der tägliche gemeinsame Kindergartenbesuch fiel nun aus. Es war sehr deutlich: Seitdem Lea nicht mehr mit ihm im Kindergarten war, entwickelte Sven die Infekte und seine Interesselosigkeit.

Im Kindergarten spielte er anstandslos mit anderen Kindern, die ihn auch gelegentlich zu Hause besuchten. Er selbst sagte aber, er habe keine Freunde. Die Aussagen der Mutter und die Aussage von Sven selbst standen in einem gewissen Widerspruch zueinander. Offensichtlich war Sven so auf Lea fixiert, dass ihm der Kontakt zu allen anderen Kindern ziemlich egal war. Allerdings war Sven überhaupt nicht egal, wenn Lea sich auch für den jüngsten Bruder interessierte. Er wurde dann immer sehr eifersüchtig.

Sven war als Steißlage zur Welt gekommen. Er ist eine zarte, fast durchsichtig wirkende Persönlichkeit, die eher feingliedrig als ängstlich erschien. Geimpft wurde er gegen Diphtherie, Keuchhusten, Tetanus, Kinderlähmung und HIB. Er hatte schon immer Probleme mit Mandelentzündungen und seine Zähne waren früh kariös.

Gelegentlich, eher phasenweise, kam er gegen 4:00 Uhr morgens zu seinen Eltern ins Bett. Oft träumte er von Filminhalten, die er gesehen hatte und die ihn leicht ängstlich machten. Wenn er Hunger hatte, war er oft „vermeckert", wie es seine Mutter ausdrückte; nach dem Essen war seine Laune um Längen besser. Er hatte eine Vorliebe für Milch, Eier und Süßigkeiten und mochte absolut keinen Käse.

Die Causa des Falles war eindeutig: Es war sicherlich das Verlassenwerden von der Schwester. Lea gab ihm offensichtlich den Schutz, den er zu brauchen meinte. Seitdem seine Schwester nicht mehr mit ihm gemeinsam den Kindergarten besuchte, musste er auf sich selbst aufpassen und für sich selbst geradestehen. Das Terrain, auf dem die Infekte entstehen konnten, hatte sich vermutlich über die Impfungen entwickelt, die auf jeden Fall entgiftet werden mussten. In der Repertorisation berücksichtigte ich die folgenden 14 Symptome:

| Symptom | Psychologische Bedeutung |
|---|---|
| Verlassenes Gefühl | Meint, andere zu brauchen, um existieren zu können. |
| Periodizität | In traumatischen Erlebnissen hängen geblieben sein. |
| Gesicht blass bei Fieber | Verbietet sich, Kreativität und Zorn zu zeigen. |
| Stirnkopfschmerz | Bietet einer emotionalen Problematik die Stirn, zeigt seine Verletzung nicht. |
| Ohrenschmerzen | Äußere Impulse bekämpfen die innere Stimme. |
| übelriechender Mundgeruch | Formuliert seine Verärgerung nicht. |
| Eifersucht | Verlustangst. |
| Wiederkehrende Mandelentzündung | Chronischer Zorn, möchte Befehle nicht mehr ausführen. |
| Karies, vorzeitig bei Kindern | Verbietet sich selbst Durchsetzung und Wehrhaftigkeit. |
| Erwachen um 4:00 Uhr | Kommunikationsprobleme werden deutlich und wollen gelöst sein. |
| Verlangen nach Eiern | Möchte Kreativität leben. |
| Verlangen nach Milch | Möchte versorgt und beschützt werden. |
| Verlangen nach Süßigkeiten | Möchte sich verstanden fühlen und genießen. |
| Abneigung gegen Käse | Lehnt versauerte Beziehungen/Kontakte ab. |

In der Summe der Symptomdeutung zeigt sich, dass Sven offensichtlich den bequemsten Weg – sich an seine Schwester zu hängen und damit Sicherheit und Schutz zu haben – gern weitergehen möchte. Er ist in sich im Widerspruch, ob er seine eigenen Potentiale entwickeln und selber lernen soll, sich auseinanderzusetzen (Verlangen nach Eiern), oder ob er in der Situation bleiben soll, in der er sich befindet (Eifersucht).

Sven war in einer Steißlage und damit von Beginn an mit einer starken Trotzkomponente auf die Welt gekommen. Denn eine Steißlage bedeutet, die Welt mit dem Allerwertesten zuerst zu begrüßen und seinen Trotz zu zeigen. Diese Wesensart scheint aber verletzt worden zu sein. So bot ihm seine Schwester die Möglichkeit, den Weg des geringsten Widerstands zu gehen. Nun war ihm diese Möglichkeit entzogen, und er entwickelte Wut und Verärgerung darüber, was sich im Mundgeruch äußerte. Die Arzneimittelgaben müssen bewirken, dass Sven Mut und Lust dazu hat, sein Leben selbst in die Hand zu nehmen und für sich selbst geradezustehen.

Zuerst war eine Ausleitung seiner angegebenen Impfungen wichtig mit der Impfstoffnosode für Diphtherie nebst Apis mellifica, Lac caninum und Lachesis. Alle diese Arzneimittel sind in der Repertorisation zu finden.

Für Pertussis: Belladonna, Carbo vegetabilis, Kalium carbonicum und Nux vomica. Zu Tetanus gehörten: Belladonna und Nux vomica, was in den anderen Impfausleitungen schon enthalten war. Zu Polio wiederum Nux vomica, Plumbum metallicum und Sepia succus. Zu HIB Apis mellifica und Belladonna, die ebenfalls schon einmal für Diphtherie, Pertussis und Tetanus auftauchten.

Weiterführende Informationen zur Impfthematik sind im „Großen Impfbuch der Kreativen Homöopathie" enthalten.

Aus der Repertorisation ergibt sich folgendes Bild:

Aus der Auswertung zeigt sich in **Calcium carbonicum** der Wunsch, unterstützt und beschützt zu werden. **Staphisagria** deutet auf eine demütigende Verletzung hin, die Sven wohl erlitten haben musste. Auf einen damit zusammenhängenden Selbstwertzusammenbruch wiesen die Arzneien **Aurum metallicum** und **Arsenicum album** hin. Diese vier Arzneien beschreiben die mögliche Ursache, warum Sven sich so sehr an seine Schwester gehängt hat.

Ohne seine Schwester hat er kein Selbstwertgefühl und scheint sich hilflos zu fühlen. Dieses Phänomen ist schon eigenartig für einen Menschen, der in einer Steißlage zur Welt gekommen ist. Normalerweise sind die so geborenen Menschen eher trotzig und aggressiv.

Nach der Gabe der Arzneimittel Calcium carbonicum, Staphisagria, Aurum metallicum und Arsenicum album können wir ein trotziges Verhalten von Sven erwarten. Wie schon erwähnt, ist hinter den fieberhaften Infekten ein Impfschaden zu vermuten, der seinen Trotz überdeckt. Jedes Mal, wenn Sven sich schwach und ängstlich fühlt, bricht die Impfthematik an die Oberfläche, und es entstehen entzündliche Prozesse.

Die gesamte Impfentgiftung bestand aus neun Ausleitungsmitteln und insgesamt fünf Impfstoffnosoden. Ich fügte noch Calcium carbonicum, Staphisagria, Aurum metallicum und Arsenicum album hinzu.

Sven nahm diese Arzneimittel in der üblichen Potenzierung C50 000 zweimal täglich. Eine Woche später war Frau N. wegen ihres jüngsten Sohnes bei mir und berichtete, dass Sven sich rasant verändert habe. Er sei jetzt aktiv, würde sogar seiner Umgebung auf die Nerven gehen, und auch im Kindergarten sei er sehr viel lebendiger geworden. Es war natürlich noch zu früh, die Infektionsanfälligkeit zu beurteilen. Dazu bekam ich nach ca. fünf Wochen die Auskunft, dass kein weiterer Infekt aufgetreten war.

# Im Alltag -
# das intelligente, ein schwieriges Kind?

Viele Kinder entwickeln heute schon früh Symptome, die auf eine unglaublich feinsinnige Wahrnehmung hinweisen. Wenn wir heute die Situation unserer Kinder betrachten, vor allem die „modernen" Symptombilder wie Hyperaktivität, Aufmerksamkeitsdefizite oder Konzentrationsschwierigkeiten, kommen wir nicht umhin, uns die Zeit bewusst zu machen, in der wir leben.

Auch im Wolkenkuckucksheim der abgelegenen Dörfer ist letztlich die Informationsgesellschaft mit ihrer Reizüberflutung angekommen. Mehr denn je ist es deshalb wichtig, zu begreifen, warum sich unsere Kinder heute in einer speziellen Weise entwickeln.

Ein Blick auf und in unsere Umwelt bleibt dabei nicht aus. Wir leben im Kommunikationszeitalter und natürlich denken wir bei diesem Begriff vor allem an all die Informationen und Kommunikationsmittel, die uns in unserer äußeren Welt alltäglich begegnen.

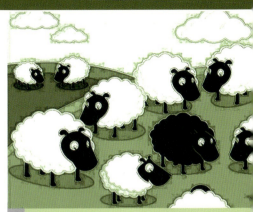

Wissenschaft, Forschung und Telekommunikation verändern und entwickeln sich sprunghaft weiter und vernetzen sich immer stärker.

Diese Vernetzung von Themen und Informationen findet jedoch nicht nur im Außen, in der Umgebung von Menschen, sondern vor allem in ihrem Inneren statt.

Persönlichkeitsentwicklung und Individualität sind die Themen unserer Zeit, unserer Kultur jetzt und heute. Das Wort Individualität bedeutet „untrennbar".

Jede Seele, jeder Mensch, ist untrennbar ein Teil des Ganzen, des gesamten Universums. Dies will heute im Bewusstsein des Menschen verankert werden.

Es ist eine der anspruchsvolleren menschlichen Aufgaben, mit diesem Wissen bewusst zu leben, zu den persönlichen Anlagen zu stehen und dabei eigenverantwortlich zu handeln.

So ist nicht verwunderlich, dass nicht nur die Zahl der so genannten hochbegabten, sondern allgemein auch die der überdurchschnittlich begabten oder inselbegabten Kinder deutlich angestiegen ist. Der Mensch als ein „selbstlernendes Wesen" hat diese Vernetzung mehrheitlich selbst initiiert. Die Vernetzung von Lebensprozessen im Außen spiegelt vielfach innere thematische Vernetzungen und umgekehrt. So vernetzt sich der Mensch zunehmend nicht nur in sich, sondern auch mit seiner Umwelt.

Was heißt das für uns? Das „Höher-Schneller-Weiter" hat sich in uns selbst manifestiert. Zusätzlich sollten wir uns ins Bewusstsein rufen, dass wir heute - in der hiesigen Welt - in einer Hochkultur leben. Festgefahrene Traditionen mit sich materialisiert habender Dynamik stehen neuen, bahnbrechenden Entdeckungen in höchster Dynamik gegenüber.

Im Idealfall lebt der Mensch seine Fähigkeiten und individuellen Talente, ohne sich davon beeinflussen zu lassen, wie andere denken und handeln. Existenzthemen wie „Gemeinsamkeit macht stark", „Notgemeinschaft", Gruppenzwang und Anpassung, Vergleiche und Bewertungen weichen der Eigenverantwortung.

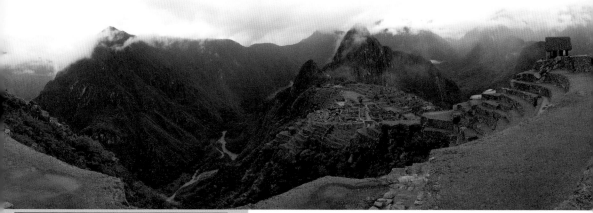

Ein Entwicklungszyklus neigt sich dem Ende zu. Den Niedergang vergangener Hochkulturen besiegelten oft Katastrophen, einschneidende Naturereignisse oder Kriege. Deshalb ist trotz – oder vielleicht gerade wegen - des Standes unserer zivilisatorischen, wissenschaftlichen und technischen Entwicklung die Frage, ob wir wieder einem solchen Niedergang entgegensehen, durchaus berechtigt.

Gehen wir auch diesmal der materiellen und geistigen Zerstörung entgegen ... oder gelingt es uns, eine andere Lösung zu finden?

---

Werden die mit dem Individualisierungsprozess verbundenen hohen Anforderungen an die geistige und spirituelle Entwicklung nicht erfüllt, so kommt es erneut zur Zerstörung, z.B. durch Krieg wie bei anderen untergegangenen Hochkulturen.
Dann „dürfen" wir erneut damit beginnen, das Außen aufzubauen, und entgehen der zugegebenermaßen „anstrengenden" spirituellen Entwicklung. Wie aber entgehen wir als kulturelle und soziale Wesen diesem negativen Rhythmus der wiederholten Zerstörung?

Für jeden Menschen, der seine ureigensten Fähigkeiten und natürlichen Bedürfnisse und Anlagen lebt, sind Kompensationsmodelle zur Freisetzung von Lebensenergie unnötig, da diese frei fließen kann. Passt sich der Mensch jedoch kompromisshaft an Andere an, dann kumuliert diese Lebensenergie und wird schließlich zur Materie. Der Mensch wird krank. Ein solcher Stau wird sich irgendwann z.B. als Aggression oder Autoaggression entladen müssen. Die Persönlichkeit kompensiert und fällt oft ins Gegenteil ihrer eigentlichen Überzeugungen. Aus diesem kompensatorischen Verhalten entstehen oft genug Schuldgefühle, die einen weiteren Stau durch falsche Selbstdisziplin zur Folge haben. Ein „perpetuum mobile", eine nicht enden wollende Folge der Verstrickung von Gefühlen ist gewebt, ein Verhaltensmuster ist entstanden.

Wird die Diskrepanz zwischen dem „Ergebnis" der angeeigneten Verhaltensmuster und den individuellen Bedürfnissen zu groß, entsteht der Wunsch, das Verhaltensmuster zu durchbrechen. Fehlen hierzu die Kraft oder die emotionalen Fähigkeiten, wird über Symptome und Krankheiten, z.B. Allergien, kommuniziert. Diese Verstrickungen und Kompensationsmuster können in unsozialem Verhalten münden. In Umkehrung der Extreme sind nun nicht mehr „alle anderen" wichtig, sondern nur noch man selbst. An diesem Punkt sind wir heute. Unsere heutige Zeit ist ganz speziell die Zeit der Entwicklung der Individualität eines jeden Einzelnen.

Verbinden wir diese Darstellung mit dem Gedanken der Inkarnation, so liegt die Schlussfolgerung nahe, dass vielleicht gerade deshalb heute so viele hochbegabte, intelligente Kinder inkarniert sein könnten.

Solche Kinder sind nur selten über materielle Dinge oder Äußerlichkeiten motivierbar. Das kann darin begründet sein, dass im Umfeld dieser Kinder Geld und materielle Werte so „ausreichend" vorhanden sind, dass diese nicht als ernsthaftes Lebensziel und Motivationsgrundlage taugen.

Andererseits kann sich auch ein allzu großes materielles Streben in der Umgebung dahingehend auswirken, dass ein Kind sehr frühzeitig, schon weit vor der Pubertät, trotzig eigene emotionale und moralische Wertungen oder Motivationen entwickelt und beginnt aktiv und gestaltend in dieser Welt zu leben.

Damit sind sie durch das bestehende, hauptsächlich auf das Außen gerichtete Werte- und Bewertungssystem nicht oder nur begrenzt beeinflussbar. Diese intelligenten Kinder sind auch deshalb „schwierig", da sie die Kraft oder die Ignoranz und Stärke besitzen, Anpassung zu verweigern. Die Motivationen und Bestrebungen ihrer Umwelt sind für diese Kinder im wahrsten Sinne des Wortes uninteressant. Durch ihre häufig ausgeprägte Fähigkeit zu interdisziplinärem Denken und der hohen Vernetzungsfähigkeit, welche den meisten dieser Kinder eigen ist, entwickeln sie frühzeitig sehr „erwachsene" Denkmodelle. Diese Kinder stehen nun vor der Aufgabe, den eigenen „Werkzeugkasten" nutzen zu lernen. In diesem Lernprozess gibt es sehr unterschiedliche Arten, wie ein Kind seine Umgebung wahrnimmt, begreift und sich in diese integriert. Mit diesen Ansätzen werden sie das heutige Wertesystem verändern.

Das schwierige, intelligente Kind nimmt Unehrlichkeit, Unterdrückung, Sicherheitsbedürfnis, die Bewertungen und Schwächen des Gegenübers unbewusst oder sogar bewusst wahr und spiegelt in seinem eigenen sozialen oder sogar unsozialem Verhalten den anderen wider. Dies hat schon so manche Eltern und manchen Pädagogen zur Verzweiflung gebracht. Intelligente Kinder haben meist eine schnelle Auffassungsgabe, Erfindergeist, lieben Veränderung und sind neugierig. Finden sie mit diesen Fähigkeiten keinen Anklang, werden sie für ihre Umgebung schwierig. Sie sind schnell gelangweilt, fühlen sich leicht eingeengt, reagieren trotzig und kritisch, sind angriffslustig.

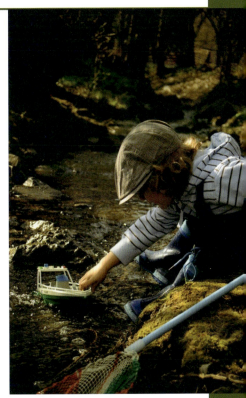

Wenn dies alles nicht hilft, fallen sie letztlich in die Resignation, die sich beispielsweise darin äußert, dass ein Kind, dem bis dahin schulische Leistungen im positiven Sinne „zuflogen", plötzlich massiv abfällt. Viele Lehrer kennen diesen Effekt als Ergebnis von Unterforderungen.

Das intelligente Kind will sehr früh ernst genommen werden. Es erwartet einen Rahmen, in dem es sich reiben, entwickeln, aber auch orientieren kann. Einen solchen Rahmen zu bieten, erfordert von den „Erwachsenen" emotionale Stärke und Konsequenz. Diese ständigen Auseinandersetzungen sind äußerst anstrengend und überfordern jeden, der kein wirkliches Interesse an Kindern und Jugendlichen, an Menschen oder an seiner eigenen weiteren Persönlichkeitsentwicklung hat.

Eine gute und hilfreiche Unterstützung zur Veränderung und Unterstützung auf dem spirituellen und dem heilenden Weg bietet die Homöopathie. Sie wirkt konsequent auf der Basis der Resonanz. Für jeden „verletzten" seelischen Zustand, der sich psychisch und körperlich im Sinne von Krankheit zeigt, gibt es im Außen eine Antwort, eine Resonanz.

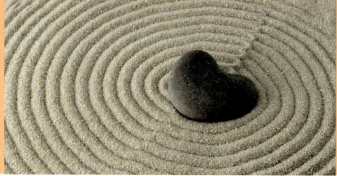

Für viele seelische Verletzungen, die sich als Erkrankungen darstellen, gibt es heute schon die passenden homöopathischen Arzneien. Mit diesen werden durch persönliche Bewertung fixierte Erfahrungen und Denkmuster wieder relativiert. Wir werden ein Erlebnis oder eine Erfahrung so lange wiederholen, bis wir sie relativiert haben. Die homöopathischen Arzneien helfen uns, unsere bewerteten Erlebnisse unbewusst zu wiederholen und damit aus unserer Bewertung und Beurteilung zu entlassen. Ab diesem Zeitpunkt können wir mit einem Thema wieder frei und unbefangen umgehen.

Die grundsätzlichen Denkansätze Krankheit und Behandlung betreffend sind in der Psycho-Kinesiologie und in der **Kreativen Homöopathie** sehr ähnlich und in großen Zügen gleich. Vielen Themen und vielen Glaubenssätzen, die in der Psycho-Kinesiologie diagnostiziert werden, sind im Rahmen der **Kreativen Homöopathie** homöopathische Arzneien zugeordnet.

Die Kombination beider Therapien ist erfreulich effektiv und geht außerdem sehr in die Tiefe.

Wie vielfältig dabei die Anwendung der Homöopathie sein kann, zeigt ein Einblick in die homöopathischen Mittel, die dem Themenkomplex „**Emotionales Herz**" in der Klinghardtschen Psychokinesiologie zugeordnet sind.

## Emotionales Herz

## Plötzlicher Schock:

| Arznei | Psychologische Bedeutung |
| --- | --- |
| Opium papaver somniferum | Grenze zwischen Bewusstem und Unbewusstem |
| Aconitum napellus | Negatives Denken um des Selbstschutzes willen |

## Gebrochenes Vertrauen:

| Arznei | Psychologische Bedeutung |
| --- | --- |
| Spigelia anthelmia | Der Vertrauensbruch, der Stich ins Herz |
| Staphisagria | Innere Bindung zu anderen abgeschnitten |
| Cicuta virosa | Möchte Kind bleiben, um sich der Verantwortung zu entziehen |

## Enttäuschte Liebe:

| Arznei | Psychologische Bedeutung |
| --- | --- |
| Hyoscyamus niger | Sich um sein Leben betrogen fühlen |
| Ignatia amara | Die durch starke Unterdrückung ins Gegenteil verkehrte Emotion |
| Veratrum album | Der Selbstverrat |

## Liebessehnsucht:

| Arznei | Psychologische Bedeutung |
| --- | --- |
| Antimonium crudum | Die Polarität ist grausam; mit dem harten Leben nichts zu tun haben wollen, |
| Causticum Hahnemanni | Durch starke Verletzung eine emotionale Mauer gebaut haben |
| Platinum metallicum | Aus Verletzung sich über andere erheben, um unantastbar zu sein |

## ⚡ Verletztheit:

| Arznei | Psychologische Bedeutung |
|---|---|
| Arnica montana | Sich verletzt zurückziehen, sich isolieren |
| Cannabis indica | Unterdrückte Gefühle manipulieren die bewusste Wahrnehmung |
| Platinum metallicum | Aus Verletzung sich über andere erheben, um unantastbar zu sein |

## ⚡ Vorenthaltene Liebe:

| Arznei | Psychologische Bedeutung |
|---|---|
| Ignatia amara | Die durch starke Unterdrückung ins Gegenteil verkehrte Emotion |
| Lachesis muta | Unterdrückte Individualität |
| Phosphoricum acidum | Resignation, Probleme wiederholen sich ständig |

## ⚡ Traurigkeit:

| Arznei | Psychologische Bedeutung |
|---|---|
| Platinum metallicum | Aus Verletzung sich über andere erheben, um unantastbar zu sein |
| Sepia succus | Die Sehnsucht nach Harmonie, die den eigenen Vorstellungen entsprechen muss |
| Zincum metallicum | Scheinwürde und Disziplin anstelle von Gefühlen |

## ⚡ Verrat:

| Arznei | Psychologische Bedeutung |
|---|---|
| Spigelia anthelmia | Der Vertrauensbruch, der Stich ins Herz |
| Veratrum album | Der Selbstverrat |

# Aus der Praxis - Migräne

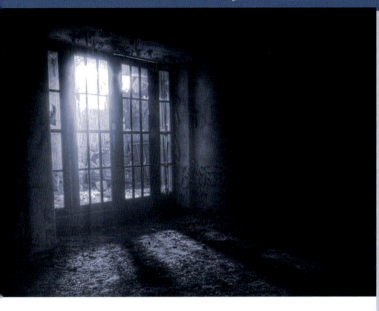

Gerade wenn wir dazu neigen, tiefes Leid zu verdrängen, können sich beide Therapieformen bestens ergänzen. Betrachten wir abschließend noch einen Patientenfall, bei dem Verdrängung über Generationen eine signifikante Rolle spielt.

Typisch für die Familie in unserem Beispiel waren Nierenprobleme. Bereits der Vater der Patientin litt an Nierenversagen, sie selber war bereits an einer Niere operiert, und der älteste Sohn hatte auch schon eine Nierenentzündung hinter sich, obwohl er erst acht Jahre alt war.

Vor vielen Jahren kam die junge und erfolgreiche Studienrätin Doris M. wegen Migräne in meine Praxis. Sie war eine zarte Person, die recht nervös wirkte und mit ihren Kindern kaum zurechtkam. Sie war mit einem Mann verheiratet, der in der Umgebung hohes Ansehen genoss und allgemein etwas galt, aber auch sehr bestimmend war. Frau M. berichtete, dass sie seit der Geburt ihres zweiten Kindes, das inzwischen vier Jahre alt war, jedes Mal drei Tage vor der Monatsblutung eine Migräne bekam. Die Migräne war mit Übelkeit verbunden, allerdings nicht typisch einseitig. In dieser Zeit konnte sie Lärm und Aktivität überhaupt nicht ertragen; nur in Ruhe und Stille fühlte sie sich besser. Mehr oder weniger hatte sie während der ganzen Menstruation Kopfschmerzen mit Übelkeit.

Jegliche Erschütterung war äußerst schmerzhaft. Außerdem hatte sie während der Zeit häufig Blähungen. Neben der Migräne hatte sie während der Blutung Rückenschmerzen wie auch Bauchschmerzen mit gelegentlichem Senkungsgefühl. Sie berichtete, dass sie eher frieren würde als schwitzen, jeglicher Wetterwechsel bereite ihr Probleme und Nebel ganz besonders schlimm für sie sei. Schon als Kind hatte sie sich jeder Berührung verweigert. Sie mochte es überhaupt nicht, gedrückt zu werden, und auch Kleidung, die im Gürtel- oder im Halsbereich eng war, war ihr zuwider.

Bezüglich der Nahrungsmittel berichtete sie, dass sie überhaupt keine Süßigkeiten vertrage und dass auch Tee nicht ihr Ding sei. Tabakrauch könne sie auch nicht vertragen, schon gar nicht zur Zeit der Monatsblutung. In letzter Zeit juckten ihre Beine immer wieder.

Weiterhin gab sie an, gegen Pocken, Tuberkulose, Diphtherie, Tetanus und wegen einer Fernreise auch gegen Typhus und Gelbfieber geimpft worden zu sein.

Während des Anamnesegespräches berichtete sie von den Problemen, die sie mit ihren Kindern hatte. Der Älteste „ginge ja noch", aber der Kleine sei kaum zu bändigen. Als Lehrerin sei sie Kinder gewöhnt, allerdings seien ja die Kinder von Lehrern sowieso die Schlimmsten. Sie machte einen frustrierten und müden Eindruck. Ihr Mann habe keine Zeit, sie zu entlasten, und oft habe sie auch den Eindruck, dass er gar keine Lust dazu habe. Sie meinte, dass sie selbst die treibende Kraft gewesen war, die Kinder zu bekommen.

| Symptom | Psychologische Bedeutung |
|---|---|
| Migräne | Es ist übel, dass emotionale Probleme nicht rational gelöst werden können. |
| Übelkeit während der Monatsblutung | Es ist übel, im Leid des Auseinandergerissenseins von männlich und weiblich leben zu müssen. |
| Kopfschmerz vor und während der Monatsblutung | Zerbricht sich den Kopf, wie sie das Auseinandergerissensein von Mann und Frau ertragen soll. |
| Kopfschmerz durch Lärm, Erschütterung und Fahren im Wagen verschlechtert | Durch die Erhöhung der Lebensdynamik ist Kontrolle nicht mehr möglich. |
| Blähungen während der Monatsblutung | Die Trennung von männlich und weiblich ist nicht verarbeitet. |
| Bauchschmerz während Monatsblutung | Es fällt schwer, die Trennung von männlich und weiblich zu verkraften. |
| Rückenschmerz im Lumbalbereich während der Monatsblutung | Schon die Vorfahren waren nicht in der Lage, sich bezüglich der Trennung von männlich und weiblich stark und gerade zu machen. |
| Nierenentzündung | Wut über nahestehende Familienmitglieder oder Freunde. |
| Mangel an Lebenswärme | Frustriert sein. |
| Wetterwechsel verschlechtert | Kann Stimmungswechsel nicht ertragen. |
| Nebel verschlechtert | Kann mit ungeklärten Gefühlen nicht umgehen. |
| Berührtwerden verschlechtert | Kann Nähe nicht zulassen. |
| Süßigkeiten verschlechtert | Kommt mit Ersatzliebe nicht zurecht. |
| Tee verschlechtert | Erlaubt sich nicht, Grenzen zu durchbrechen, sich zu erweitern. |
| Tabak verschlechtert | Kommt mit der eigenen zu starken Selbstkritik nicht zurecht. |
| Jucken der Beine | Möchte fliehen. |

Die Symptome von Frau M. sagen aus, dass schon in mehreren Generationen ernsthaftere Probleme zwischen Familienangehörigen bestanden haben müssen. Dies ist aus der Nierenentzündung abzuleiten. Daraus folgt, dass Nähe für sie nicht gut zu ertragen ist und sie letztlich stark frustriert ist. Ihre Menstruationssymptome deuten darauf hin, dass sie sich nicht unterstützt fühlt.

In der konkreten Lebenssituation kommt die Frage auf, warum Frau M. eigentlich ihre beiden Kinder wollte. Diese Frage stellt sich umso mehr, da Frau M. ja offensichtlich nach der Geburt der Kinder in eine ziemlich starke Abwehrhaltung geraten ist. Dies zeigt sich auch darin, dass die Migräne nach

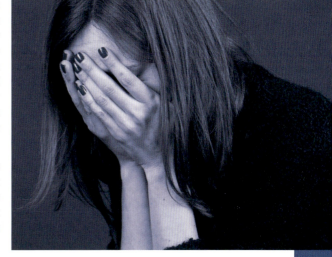

der Geburt des zweiten Kindes begann. In diesem unbewussten Spannungsfeld entstehen viele Symptome. Entweder versucht sie, absolut perfekt und eine gute Mutter sein, oder sie hat die Kinder nur als Absicherung gewollt, um ihren Mann zu binden. Über die Impfungen sind die Terrains Gewalt, Illusion, kommunikativer Austausch, Willensstärke, Übernahme von Eigenverantwortlichkeit und die Aufopferung für Andere aktiviert.

Das Therapieziel für Frau M. ist sicherlich, dass sie ihre Bedürfnisse etwas besser kennenlernt und zu diesen steht. In Beziehungen sollte sie sich nicht so weit aufopfern, dass von ihr nicht mehr viel übrigbleibt. Auch muss sie lernen zu fordern.

Der andere wichtige Aspekt ist, den Umgang mit Nähe zu lernen. Sich unterzuordnen und sich aufzugeben, um Gemeinschaft zu haben, ist sicher nicht das erstrebenswerte Ziel.

Aus der Repertorisation wird klar, dass Frau M. Unterstützung will (**Calcium carbonicum**) und dass sie ihre Individualität zurückstellt (**Lachesis muta**), um Harmonie zu bekommen (**Sepia succus**).

Sehr auffällig ist, dass sie ein gutes Image möchte (**Veratrum album**), was sie sicherlich über ihren Mann erhält. Des Weiteren neigt sie zu Ängsten (**Arsenicum album**), sie passt sich an (**Bryonia alba**), ist abhängig (**China officinalis**), nimmt ihre Bedürfnisse zurück (**Kalium carbonicum**), ist unterschwellig ziemlich ärgerlich (**Belladonna, Acidum nitrium**), neigt zu Trotz (**Chamomilla**) und zum Jammern (**Cyclamen europaeum**).

Weitere Mittel ergaben sich aus der Aufdeckung des Impfterrains.

Kurz nach der Konsultation erlebte sie noch einmal eine Blutung, die mit einem starken Migräneanfall verbunden war, so dass sie fast den Glauben an die Homöopathie verloren hätte. Sechs Wochen später rief sie an und berichtete, dass sie nun die darauffolgende Monatsblutung fast schmerzfrei überstanden hatte. Die Kinder von Frau M. hatte ich später häufiger in Behandlung; daher wusste ich, dass Frau M. nach der extremen Verschlechterung komplett von ihrer Migräne geheilt war.

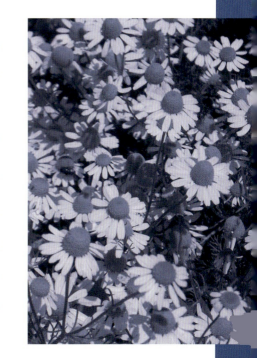

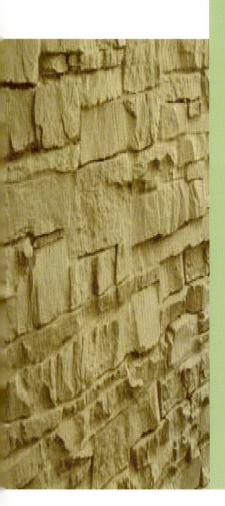

Im Grunde könnten wir hier mit unendlich vielen Beispielen fortfahren. Wollen wir die Kreative Homöopathie in unserem Alltag für uns selbst anwenden, so sollten wir damit vielleicht mit ein paar kleinen Schritten beginnen und diese zu allererst in unserem Alltag verinnerlichen: Achtsam mit uns sein und auf unsere körperlichen und emotionale Signale hören.

Dem eigenen Unbewussten auch einmal vertrauen, ohne unbedingt ständig angstvoll in uns „hineinzulauschen", intuitiv zu sein, ohne ständig nach einer allgemeingültigen Regel zu suchen.

Kreative Homöopathie ist nicht einfach eine Behandlungsmethode, deren wir uns bedienen, wenn wieder einmal ein paar Schrauben nachzustellen sind.

Kreative Homöopathie ist auch - und vor allem - ein Denkmodell, eine Sicht auf die Welt. Im gewissen Sinne verlangt sie eine unglaubliche Konsequenz von uns, beispielsweise dann, wenn es um das Bleiben in einer eigenverantwortlichen Sichtweise geht. Eine Angelegenheit, die selbst den „Bewusstseinsweltmeistern" unter uns nicht jeden Tag gleich gut gelingt. Wir sind nicht perfekt – aber wir arbeiten gern daran. Homöopathie stabilisiert emotionale Prozesse, initiiert körperliche Heilung und stabilisiert Bewusstsein.

Homöopathie kann, soll und will unseren Alltag und unsere Gesundheit stützen und begleiten, nicht nur wie zu Hahnemanns Lebzeiten sondern gerade heute, im 21. Jahrhundert.

## UNS SELBST ZUHÖREN

Alle äußeren Zustände spiegeln innere seelische Zustände, Bewusstseinsentwicklungen oder Konflikte wider. Ein innerer Konflikt äußert sich, so dass man sich mit dem jeweiligen Thema auseinandersetzen kann bzw. sollte.

## FÜR UNS SELBST HANDELN

Bei diesen inneren Prozessen handelt es sich um den Ausdruck einer bestimmten Entwicklungsphase im jeweiligen Individualisierungsprozess. Wir wollen uns JETZT damit auseinandersetzen.

## BLOCKADEN LÖSEN

Die geistige Auseinandersetzung kann uns helfen, ein Thema wert- und belastungsfrei zu betrachten. Verweigern wir diese Auseinandersetzung, äußert sich der Konflikt im Außen durch Symptome.

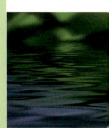
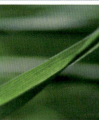
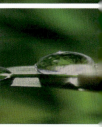
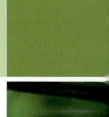

---